ECLAIRCISSEMENS

CONCERNANT LA MANIERE
DONT L'AIR AGIT SUR LE SANG
DANS LES POULMONS.

Pour servir de Réponse aux Objections contenuës
dans une Lettre de M. MICHELOTTI,
à M. de FONTENELLE.

Par MONSIEUR HELVETIUS, *Premier Medecin de
la Reine, Conseiller, Medecin ordinaire du Roy, Docteur
Regent de la Faculté de Medecine de Paris, Medecin-
Inspecteur des Hôpitaux Militaires, de l'Académie Royale
des Sciences.*

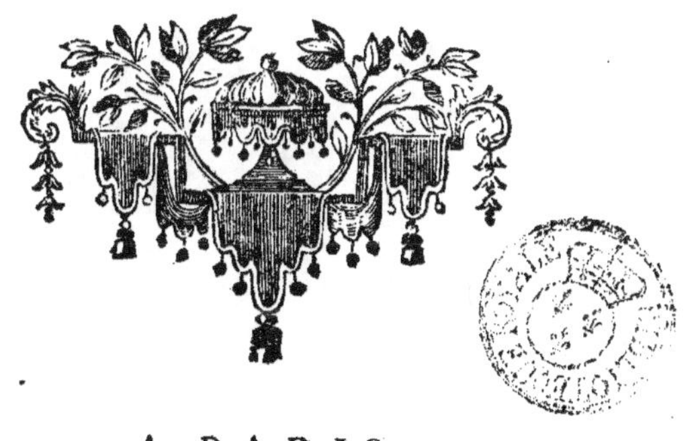

A PARIS,

Chez BAROIS, Libraire, Quay des Augustins, du côté du Pont
Saint Michel, à la Ville de Nevers.

M. DCCXXVIII.

Avec Approbation & Privilege du Roy.

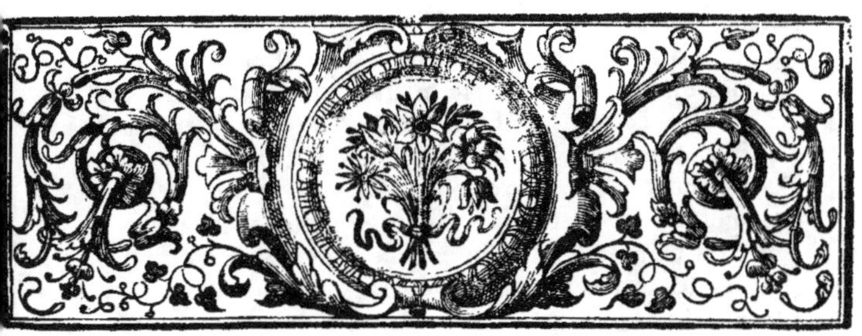

ECLAIRCISSEMENS

CONCERNANT LA MANIERE

DONT L'AIR AGIT SUR LE SANG

DANS LES POULMONS.

Pour servir de Réponse aux Objections contenuës
dans une Lettre de M. Michelotti,
à M. de Fontenelle.

PREMIERE PARTIE.

Ans une Assemblée de l'Académie des Sciences, j'ai eu l'honneur de lire un Mémoire qui a été depuis imprimé parmi ceux de l'Année 1718. J'y examinois 1°. *l'inégalité de capacité qui se trouve entre les organes destinez à la circulation du Sang* (dans le Corps de l'Homme) 2°. *les changemens qui arrivent au Sang en passant par le Poulmon.*

Entr'autres Propositions, j'ai avancé dans ce Memoire, que le Sang qui coule dans les Veines Pulmonaires y étoit condensé par l'action de l'air.

M. Michelotti, sçavant Géometre, & celebre Me-

A

decin, s'étant déclaré depuis long-tems pour le ſentiment de M. Pitcarne (lequel eſt fortdifferent) a formé des difficultez contre le mien, dans une Lettre La-
tine addreſſée à M. de Fontenelle, Secretaire perpetuel
de l'Académie Royale des Sciences. Je ſuis donc obligé
de répondre à ſes Objections ; mais avant que de m'y
engager, il me paroît neceſſaire d'expoſer en peu de
mots les principaux ſyſtêmes qu'on a publiez pour expliquer les effets que l'Air, entrant dans le Poulmon,
produit ſur le Sang.

Cette diſcuſſion pourra ſervir à faire juger plus ſûre-
ment du plus ou du moins de ſolidité de ces differens
ſyſtêmes, & des motifs qui m'ont déterminé à m'en
écarter pour en embraſſer un autre.

Les anciens Medecins ſuppoſoient dans le cœur une
eſpece de flamme, qui mettoit en mouvement toutes
les liqueurs : & c'eſt à moderer par un ſouffle rafraîchiſ-
ſant la trop grande activité de ce feu, qu'ils ſe figuroient
que l'Air ſortant du Poulmon, étoit deſtiné : *ad Ventila-
tionem cordis, aut ad ſufflaminandam cordis flammulam.*

Les Phyſiciens modernes (excepté Swammerdam,
& quelques autres qui ont adopté en partie cette hypotheſe) ont penſé differemment. En examinant de plus
près le Poulmon, ils ont découvert que la couleur du
Sang y changeoit conſiderablement, & que ce fluide,
qui paroît d'un rouge noir & foncé dans les Arteres
Pulmonaires, devenoit d'un rouge vif & brillant, dès
qu'il entroit dans les Veines Pulmonaires.

Inſtruits de ce changement, ils en ont recherché la
cauſe, & ont reconnus qu'il dépendoit uniquement de
l'Air qui étoit entré dans le Poulmon. C'eſt par les ob-
ſervations ſuivantes qu'ils ſe ſont aſſurez de ce fait.

Lorſqu'on ouvre la Veine Axillaire ou Sous-clavie-
re d'un Chien, & qu'on y introduit de l'Air : tout le
Sang du Ventricule droit & de l'Artere Pulmonnaire, qui
étoit d'un rouge foncé, devient d'un rouge vif, éclatant
& pareil à celui qui eſt dans les Veines Pulmonaires.

Que l'on bouche au contraire la Trachée Artere, de quelque Animal que ce soit, ou qu'on la lie assez exactement pour empêcher l'Air de s'insinuer dans le Poulmon : pour lors le Sang en traversant ce Viscere n'y souffrira point de changement dans sa couleur ; ensorte que passant dans les Veines Pulmonaires, & dans le Ventricule gauche, & même dans les premiers Troncs des Arteres, il y conservera le rouge foncé qu'il avoit dans les Veines du Corps, dans le Ventricule Droit & dans les Arteres Pulmonaires.

Ces deux Observations, ausquelles on en pourroit joindre plusieurs autres, démontrent incontestablement que le changement de couleur qui survient au Sang dans le Poulmon, est causé par l'Air qui s'y est introduit.

Les Physiciens des derniers siecles en sont unanimement convenus, & pour rendre raison de ce Phénomene, ils ont embrassé une opinion directement contraire à celle des Anciens ; & ont avancé que l'Air ne communique alors au Sang cette couleur vive & brillante, qu'en agitant toutes ces parties, & qu'en leur donnant plus de mouvement. Voici les motifs qui les ont principalement déterminez à suivre ce sentiment.

Les Animaux qui respirent sont beaucoup plus chauds que ceux qui n'ont point d'organes pour la respiration, & cette chaleur ne peut être produite que par l'Air qui agit sur le Sang.

La vivacité de couleur dans le Sang, ne peut être que la suite du dévelopement de ses parties mises par l'Air dans un plus grand mouvement.

Ainsi, ils soutiennent, *que l'Air ne peut entrer dans le Poulmon sans diviser le Sang & sans l'agiter plus vivement.*

La premiere raison ne me paroît pas soutenable. Je sçais que la respiration s'exerce diversement dans les Animaux & par differentes voyes ; mais je ne crois pas qu'il y en ait qui ne respirent point absolument. Ceux qui n'ont point de Poulmons, ſont pourvûs d'organes particuliers, qui leur en tenant lieu, ſont deſtinez à recevoir les impreſſions de l'Air & à le mettre en état d'agir ſur les liqueurs ; telles ſont les ouyes dans les Poiſſons, &c.

Mais quand il ſe trouveroit effectivement certains Animaux, qui étant privez de la reſpiration auroient moins de chaleur que ceux qui en jouiſſent ; les Modernes ſeroient-ils en droit d'en conclure, que la chaleur des autres Animaux a pour principe l'Air qu'ils reſpirent ; & les Anciens ne ſeroient-ils pas également authoriſez à ſoutenir par une conſequence oppoſée, que la reſpiration ne leur ſert qu'à calmer le mouvement de leurs liqueurs naturellement trop violent ?

Quant à la ſeconde raiſon, à la faveur de laquelle on prétend établir que la vivacité de la couleur du Sang eſt cauſée par le developement de ſes parties ; elle n'eſt certainement pas plus convaincante: car ne voyons-nous pas tous les jours, que le Sang tiré des Veines devient d'un rouge plus vif & plus éclatant, lors même qu'il s'épaiſſit, & que ſes parties ont perdu leur mouvement ?

En general je n'ai point encore découvert de raiſons propres à faire juger, *que l'Air ne peut paſſer dans le Poulmon ſans agiter le Sang & ſans diviſer ſes parties.*

Pour entrer dans une diſcuſſion plus exacte, examinons les differentes manieres dont les plus illuſtres Phyſiciens font agir l'Air ſur le Sang des Veines Pulmonaires.

Mayow & Willis, perſuadez que l'Air eſt un fluide chargé des parties nitreuſes, ont jugé que ces parties paſſent dans les Veines Pulmonaires, qu'elles ſe mêlent avec le Sang & le font fermenter plus vivement. Ils ont regardé cette fermentation plus forte, comme la cauſe du changement du couleur qui arrive au Sang dans les Veines Pulmonaires. Deux Experiences paroiſſent leur avoir fait avancer ce ſyſtême.

Les fumées ou vapeurs qui s'échappent par les endroits où font joints enfemble les vaiſſeaux ſervants à la diſtillation de l'eſprit de Nitre , & celles qui ſortent de ces mêmes vaiſſeaux , lorſqu'on les débouche , font également rouges.

Le Nitre mêlé dans le Sang, lui donne une couleur plus vive & plus brillante.

(*a*) LE CELEBRE BORELLI veut, que les parties elaſtiques de l'Air ſe mêlant dans le Sang par les Pores des Veines Pulmonaires , lui faſſent prendre par ce mélange un rouge plus vermeil.

Dans l'inſtant (dit-il) *qu'elles y font entrées , elles font continuellement preſſées , flechies & miſes en jeu de reſſort par les Globules & par les autres parties du Sang qui les entourent. Or cette preſſion ne peut jamais ſe faire égal. ment pendant la durée de deux minutes. Dans l'inſtant qu'elle s'affoiblit, les parties élaſtiques de l'Air ſe débandent , elles font effort contre les parties du Sang , & font reſſerrées lorſque la preſſion vient à augmenter ; deſorte qu'elles font dans un continuel mouvement d'oſcillation , ou de vibration , qui les oblige d'agir ou de frapper ſans ceſſe contre les parties du Sang , de les diviſer , de les agiter , de les briſer & de les écarter les unes des autres.*

C'eſt à ce broyement que Borelli impute le mouvement des liqueurs, les ſecretions , toutes les Operations de l'œconomie animale, & l'entiere conſervation de la Machine.

PITCARNE EST D'UN SENTIMENT DIFFERENT; il ne croit pas que l'Air puiſſe pénetrer les Pores des Veines Pulmonaires & ſe mêler dans le Sang par cette voye ; mais il eſtime que l'Air en ſe répandant dans le Poul-

(*a*) Talis aqua impregnatur particulis aëris : eadem aqua per poros venarum penetrare poteſt facile : fieri non poteſt , quin ea ſecum deferat admiſceatque ſanguini particulas aëris illigatas ; atqui particulæ aëris admiſtæ ſanguini , cùm ſint elaſticæ , & nunquam per duo minuta eadem vi premantur idcirco ; ſe ſemper reſtituunt liberantque à compreſſione ; ideòque motum Oſcillatorium » (in quo juxta Borellium ſita eſt vita Animalium) « incertum , & in momenta mutabilem propagant , &c.
Bor. Libr. de motu Animali Propoſ. 113. & ſequ. part. ſecund.

mon, y broye & divife le Sang par fa pefanteur, &
fur tout par fon élafticité dans le moment qu'il eft chaffé
de ce Vifcere.

Ce fyftême a été fuivi par un grand nombre d'habiles Phyficiens, entr'autres par M. Michelotti, aux Objections duquel je fuis obligé de répondre; ainfi je ne
puis me difpenfer de mettre ce fyftême dans tout fon
jour: ce ne fera cependant qu'après avoir formé mes
Objections contre les deux autres.

Dans le premier, qui eft celui du Nitre aërien, on
fuppofe qu'il y a dans l'Air une grande quantité de parties nitreufes répanduës qui s'y meuvent, & qui y nagent,
pour ainfi dire. On avance qu'en traverfant les Pores
des Veines Pulmonaires, elles fe mêlent avec le Sang,
& y caufent une fermentation plus vive.

Mais loin de prouver ces prétendus effets du Nitre
aërien, on ne peut même parvenir à juftifier fon exiftence; & comment pourroit-on la foutenir contre les
Experiences de plufieurs illuftres Phyficiens, & fur-
tout contre celles de M. Lemery? Ils ont tous démontré d'une maniere inconteftable, qu'il n'y a point de
parties nitreufes contenuës dans l'Air, comme Mayow,
Willis & plufieurs autres fe l'étoient figuré. Jufqu'ici
nulle replique de la part de ceux qui ont embraffé
cette hypothefe; deforte que le fondement étant une
fois fappé, le refte tombe en ruïne, & il eft inutile que
l'on s'arrête à faire voir l'illufion des confequences qui
pourroient en être tirées, pour expliquer la maniere
dont le Sang change de couleur dans les Poulmons.

A l'égard du fecond fyftême, c'eft-à-dire, de celui
de Borelli, & de fes Sectateurs, il tend à perfuader,
que ce changement de couleur eft produit par les parties flexibles & élaftiques de l'Air qui fe mêle dans le
Sang, en paffant par les Veines Pulmonaires.

Pour en connoître le peu de folidité, il fuffira d'a-
voir recours à quelques-unes des Experiences que M.
Muffchenbroek a faites avec la machine Pneumatique,

par lefqu'elles il s'eft affuré, que les parties de l'Air ne peuvent penetrer les Pores d'aucune membrane du Corps humain, ni ceux des Veines Pulmonaires.

Il a pris une portion de chacune des membranes du Corps humain (fans oublier celles du Poulmon) obfervant qu'elles fuffent encore recentes & même un peu chaudes; il en a formé des efpeces de facs en liant exactement avec un gros fil, les extremitez de ces portions membraneufes, & il a eu foin de laiffer affez de cavité interieure à chacun de ces facs, pour retenir une fuf-fifante quantité d'Air: enfuite il les a plongez dans des vaiffeaux pleins d'une eau dont l'Air venoit d'être pompé, attachant à chaque fac un petit poids qui pût l'arrêter au fond du Vaiffeau : puis ayant mis ces Vaiffeaux (les uns après les autres) fur le plateau de la machine Pneumatique, il l'a couvert d'un Récipient, & en a pompé l'air. Pour lors il a vû le fac membraneux s'enfler confiderablement, il l'a laiffé pendant une demie heure dans cette diftention, fans qu'aucune partie d'air lui parût s'échapper à travers. Il eft certain neanmoins que dans une pareille eau, dont l'air avoit été pompé, il eût été facile de l'appercevoir par de petites bulles qui s'y feroient formées.

Après une demie heure d'obfervation, M. Muffchenbroek continua de pomper l'Air fi abondamment, que le fac membraneux en créva fans qu'aucune partie d'Air parût s'être échapée avant qu'il fe rompit.

Il repeta la même Experience en retournant les membranes, qui formoient chacun de ces facs : de maniere, que la face de la membrane qui regardoit l'interieur du fac, en devint la face exterieure; & cette tentative eût encore le même fuccès.

Cet exact Phyficien fut alors frappé d'une efpece de fcrupule; il craignit que l'eau dont il avoit pompé l'air, & dans laquelle les facs membraneux avoient été plongez, n'eût empêché l'air de traverfer les membranes. Pour s'en éclaircir, il recommença fon Experience d'une maniere à la rendre plus certaine.

Il prit donc de nouvelles membranes dont il fit de nouveaux sacs, il les posa sur le plateau de la machine Pneumatique, avec un Barometre à côté. Ayant couvert le tout d'un Récipient, il pompa l'air, jusqu'à ce que tous ces sacs fussent dans une extrême distension, & les laissa dans cet état pendant un long espace de tems. Dans cette derniere épreuve, il reconnut encore qu'aucune partie d'air n'en étoit sortie, & il s'en convainquit d'autant plus sûrement, que le Mercure du Barometre resta toujours au même dégré de hauteur, où il s'étoit trouvé après que l'air eût été pompé.

Non content de ces Experiences, M. Musschenbroek pour les pousser plus loin, enferma dans de pareils sacs membraneux de l'huile d'olive, & de l'huile de terebenthine, de l'eau & de l'esprit de vin, & vit toutes ces liqueurs s'échapper insensiblement à travers les membranes; il enferma dans quelques-unes du sucre, & du sel de tartre, il les exposa à la vapeur de l'eau ou dans des lieux humides, & il trouva que le sel de tartre & le sucre avoient été fondus dans ces sacs; il délia les membranes, & après en avoir ôté exactement les liqueurs qui y avoient été renfermées, il les relia de nouveau pour en former des sacs qui ne continssent que de l'air, il les remit alors dans la machine Pneumatique; & il observa que l'air n'avoit pû penetrer les mêmes Pores à travers lesquels l'eau, l'huile, &c. avoient neanmoins coulé.

C'en étoit assez pour contenter la curiosité de tout autre Observateur, & lui persuader que l'air ne pouvoit passer à travers les membranes du Poulmon, & penetrer dans les Veines Pulmonaires; mais affectant toujours de douter, pour s'assurer plus certainement du fait, il eut recours à une derniere Experience qui lui parût devoir être encore plus décisive, & dans laquelle il se servit (ainsi que dans les précedentes) & d'eau dont il avoit pompé l'Air & du Barometre.

Il

Il prit un jeune lapin en vie : il lui ouvrit la poitrine, lui lia la trachée artere, & le mit dans la machine Pneumatique. Les Poulmons étoient alors dans le degré de dilatation où devoit les mettre une infpiration ordinaire ; il pompa l'air & les fit gonfler jufqu'au point où la plus forte infpiration pouvoit porter le gonflement : les ayant laiffez un quart d'heure dans cet état, il les examina avec attention, fans pouvoir découvrir qu'aucune partie d'air s'échapât, ou que les Poulmons s'affaiffaffent. Il pompa l'air de nouveau & pouffa jufqu'à l'extrême la diftenfion des Poulmons : pour lors il apperçut quelques bulles d'air s'échapper, mais en petite quantité. Elles étoient fort groffes, elles fortoient d'endroits éloignez les uns des autres, c'eft-à-dire, de quelques crévaffes qui s'étoient faites à la membrane externe.

Cette Experience prouve évidemment que les Parois des Veines Pulmonaires ne peuvent être penetrées par les parties de l'air : car fi ces Parois étoient perméables (comme le prétendent les Sectateurs du fecond fyftême) l'air fe feroit certainement échappé par les Veines Pulmonaires, & auroit paffé dans le ventricule gauche, & dans d'autres Vaiffeaux, ainfi les Poulmons qui avoient été gonflez, fe feroient affaiffez peu à peu & après un certain efpace de tems.

Il doit donc demeurer pour conftant que ce ne font pas les parties élaftiques de l'air introduites dans les Veines Pulmonaires, qui communiquent au Sang dans ce Vifcere, le rouge vif & brillant qu'on y remarque.

Il reste a examiner le troifiéme fyftême qui eft celui de Pitcarne. Il penfe avec Borelli que le changement de couleur qui fe fait dans le Sang, doit s'attribuer aux parties élaftiques de l'air, mais il ne croit pas que l'air qui a été pouffé dans le Poulmon, puiffe entrer dans les Veines Pulmonaires & fe mêler avec le Sang.

Reprenons ici, comme nous l'avons promis, les differens motifs qui lui fervent de principes.

B

(*a*) 1°. Il suppose que les Vesicules du Poulmon, sont spheroïdes & oblongues; qu'elles sont affaissées les unes sur les autres, tandis que l'air ne les gonfle point, (*b*) & qu'au contraire, elles se séparent, s'éloignent & s'arrondissent aussi-tôt qu'il s'y insinuë.

(*c*) 2°. Il avance que l'air s'ouvre par sa pesanteur & son élasticité l'entrée du Poulmon, & qu'il n'est point premierement déterminé à y entrer par la dilatation de la poitrine.

(*d*) 3°. Il croit, après Bellini, que les côtes s'affaissent par leur propre poids & en consequence de leur figure, de leur position & de leur articulation.

(*e*) Dans le tems de l'inspiration (dit Pitcarne) la poitrine se dilate, les Poulmons s'étendent, & le Sang qui sort du ventricule droit peut couler facilement dans les Poulmons: mais dans le moment de l'expiration, c'est-à-dire, lorsque la poitrine se resserre & se contracte, l'air contenu dans les vesicules étant fort élastique, ne peut en être chassé qu'il ne comprime toutes les parties voisines, & qu'il ne fasse effort contre les Vaisseaux sanguins qui sont distribuez dans les vesicules; le Sang est donc pour lors déterminé à couler rapidement vers le ventricule gauche du cœur. Or ce fluide qui passe par une longue suite de Vesicules dans des Vaisseaux très déliez & très tortueux, étant comprimé & poussé par la force de l'Air, ne peut manquer d'être broyé & divisé en parties très fines, développées & séparées les unes des autres; & c'est de cette maniere

(a) *Parag.* 13. Quippe, cùm Pulmonis Vesiculæ, &c.

(b) *Parag.* 16. Nam cùm inflatione evadant sphæricæ, &c.

(c) *Parag.* 15. Irrumpet, inquam, aër vi elateris & gravitatis : non autem dilatati priùs Pectoris, compulsus.

(d) *Parag.* 16 Quoniam enim Thorax, &c. Quare, postquam costæ suo pondere, & structurá concidentes aërem rursus è Thorace expulerint, &c.

(e) *Parag.* 17. Atqui costis pondere suo, ut loquitur magnus Bellinius, figuræ, positionis, atque articulationis beneficio, rursus depressis, &c.

Parag. 17. Quà propter, inspiratione peragitur dilatatio Pectoris,

Parag. 17. Expelli autem aër non potest, quin circumposita omnia premat, &c.

que l'Air brife, & divife le Sang dans les Veines Pulmonaires.

(*a*) Enfin Pitcarne avance que le changement de couleur qui arrive au Sang dans les Veines Pulmonaires,
dépend de la legereté des parties globuleufes. Ces parties (dit-il) étant plus legeres que les autres, ont été
plus brifées & plus développées : en confequence de
leur legereté, & peut-être, dit-il, de leur élafticité,
elles fe portent à la fuperficie du Sang en plus grande
abondance, & augmentent infailliblement la vivacité
& le brillant de fa couleur.

Examinons ces differentes Propofitions, par le fecours
defquelles, Pitcarne croit pouvoir démontrer que tout
le changement qui arrive au Sang dans les Veines Pulmonaires, dépend du broyement qu'il y fouffre, lorfque l'Air eft chaffé du Poulmon.

Je ne m'arrêterai point à contefter l'exiftence des
Veficules qu'il fuppofe être dans les Poulmons. Aucun
Anatomifte ne peut les démontrer, & j'ai fait voir dans
un Memoire imprimé en 1718. parmi ceux de l'Académie Royale des Sciences, que tout le corps du Poulmon étoit formé par un *tiffu fpongieux ou cellulaire renfermé dans des lobules de figures angulaires affez differentes
les unes des autres.* Qu'on ne peut y découvrir aucunes
Veficules ou cavitez oblongues ou fpheroïdes telles que
Pitcarne les fuppofe, & telles qu'elles ont été décrites
& gravées dans les Livres d'Anatomie.

(*b*) J'infifterai davantage fur la feconde Propofition,
dans laquelle il marque, que la dilatation de la Poitrine

(a) *Parag.* 23. Partes fanguinis rubræ neceffario in pulmonibus inflatis
cum fint aliis leviores , à cæteris magis folvuntur , undè color floridus delabentis in Ventriculum finiftrum ; & partis per Ventriculum finiftrum emiffi
supremæ , innatantibus fummo fanguini rubris præ levitate , vel etiam quia
minor occurrit refiftentia , enitentibus , præ clafticitate fi quam habeant.

(b) *Pagin* 54. *Parag.* 15. Irrumpet inquam aër vi elateris & gravitatis,
non autem dilatati priùs pectoris , compulfus. Sed , recepto in tracheam aëre
virium externo æqualium , non folum ftatim poterit dilatari , verùm & ftatim
dilatabitur Thorax cùm moveatur in dilatatione ; per mufculum antagoniftâ
deftitutum , ut fequenti paragrapho explicabitur.

ne détermine pas premierement l'Air à entrer dans la Poitrine , 2°. que sa pesanteur & son élasticité lui ouvrent l'entrée des Poulmons.

(a) Swammerdam & plusieurs autres Auteurs, ont démontré par une infinité d'Experiences qui sont trop connuës pour être rapportées, que c'étoit l'élevation des côtes qui déterminoit premierement l'Air à entrer dans le Poulmon , de la même maniere que les panneaux d'un soufflet écartez l'un de l'autre, font entrer l'Air dans l'espace qu'ils laissent entr'eux.

On sera convaincu que l'entrée de l'Air dans le Poulmon ne dépend pas premierement de son poids ni de son ressort, si l'on fait un peu de reflexion sur soi-même dans les mouvemens de la respiration ; nous pouvons les éloigner , les allonger , les rendre plus ou moins vifs & frequens : nous ne pourrions en être les maîtres, si l'Air s'insinuoit dans le Poulmon par son propre poids & qu'il n'en fût chassé, que par la situation & le ressort des côtes.

Il est également prouvé , que l'affaissement des côtes ne dépend point uniquement de leur poids & de leur articulation: elles y sont encore déterminées par des muscles connus de tous les Anatomistes qui conviennent unaniment de leurs usages ; ainsi je dois me dispenser d'entrer dans cette discussion qui seroit inutile.

Pitcarne, après avoir supposé que la pesanteur & l'élasticité de l'Air , lui ouvroient un passage dans le Poulmon , a avancé que l'Air agissoit principalement sur le Sang contenu dans les Vaisseaux de ce Viscere dans le tems de l'expiration. Pour lors, dit-il , les Vaisseaux sont fort repliez. L'Air qui est chassé du Poulmon fait effort contre toutes les parties qui l'entourent & pousse le Sang rapidement le long du canal tortueux de ces Vaisseaux, ce qui cause necessairement un broyement très-grand dans cette liqueur.

Je vais rapporter les differens motifs qui m'ont em

(a) Parag. 17. Qua propter, inspiratione peragitur dilatatio pectoris.

pêché de concevoir que l'Air pût produire cet effet considerable sur le Sang des Veines Pulmonaires, dans le tems de l'expiration.

1°. L'Air est chassé du Poulmon très doucement, ainsi il ne peut agir que très foiblement.

2°. Les membranes de ces cellules, & les parois des Veines Pulmonaires rompent une partie du foible effort que l'Air pourroit faire sur les parties du Sang.

3°. Dans le moment que l'expiration commence, & que l'Air qui est dans les Poulmons peut agir avec toute sa force, ils sont encore dans la dilatation ; ainsi les prétenduës Vesicules doivent être gonflées, spheroïdes, & écartées les unes des autres. Les Vaisseaux sanguins sont allongez & peu tortueux ; d'où ils s'ensuit, selon Pitcarne lui-même. Que le Sang doit ceder facilement à l'action de l'Air, qu'il peut couler aisement dans le Ventricule gauche, & que le broyement qu'il pourroit essuyer dans ces premiers instans de l'expiration , doit être mediocre.

Lorsqu'elle est plus avancée & que les Vaisseaux sont plus repliez , il y a moins d'Air dans le Poulmon, & par consequent il y a moins de force qu'il n'y en avoit au commencement pour pousser la même quantité de Sang. Cette force diminuë à proportion que les Vaisseaux deviennent plus repliez par l'affaissement du Poulmon.

4°. Les Vaisseaux du Poulmon ne sont pas plus tortueux que ceux des autres parties , & l'action de l'Air sur le Sang des Veines Pulmonaires n'est pas superieure à celle des puissances qui font couler le Sang dans les autres parties ; ainsi il ne peut souffrir un broyement plus considerable que celui qu'il essuye, & dans les Muscles & dans les autres Visceres.

Toutes ces attentions m'ont fait penser, que l'Air ne pouvoit broyer & diviser le Sang des Veines Pulmonaires aussi puissamment que Pitcarne l'a avancé, & j'en ai été d'autant plus persuadé, que je n'ai trouvé dans cet Auteur respectable aucune preuve qui établit, ou qui rendît vrai-semblable la force de ce broyement.

Je conviens avec lui qu'il est necessaire que le Sang soit broyé, & que ses parties soient triturées & divisées; que sans cette attenuation continuelle, toutes les fonctions cesseroient en peu de tems, & que l'animal periroit ; mais je ne puis imaginer que ce broyement se passe tout entier dans le Poulmon, & qu'il s'execute par la force de l'Air.

Pour accomplir & continuer une operation si essentielle, nous connoissons des Agens certains capables de broyer les liqueurs beaucoup plus puissamment que la petite quantité d'Air qui entre & qui sort du Poulmon.

Le premier Agent est un mouvement intestin qui se passe dans le sein de cette liqueur, & que je nommerai *Fermentation*.

Le second est le mouvement des parties solides: par exemple la contraction des Ventricules du Cœur, le battement continuel des arteres, l'action repetée des Muscles, &c. Voilà des forces connuës puissantes, qui agissent continuellement sur nos liqueurs, qui les broyent, qui divisent leurs parties, qui les affinent, qui les écartent, qui les séparent les unes des autres, & qui les rendent propres à soutenir toutes les fonctions de l'œconomie animale. Une infinité d'Experiences prouvent l'action puissante de toutes ces parties, tandis que Pitcarne n'en rapporte aucune qui favorise la force qu'il donne gratuitement à l'Air qui entre & qui sort du Poulmon.

On objectera peut-être, que le Sang ne peut passer dans le tems de l'expiration le long du canal des Veines Pulmonaires, qu'il ne soit infiniment broyé & divisé; parce que ces Veines étant pour lors fort repliées & fort tortueuses, forment une grande quantité d'angles contre lesquels les parties du Sang ne peuvent heurter sans se briser, s'affiner & se separer les unes des autres.

Je veux bien en convenir, mais il faut en même tems

avoüer , que ce broyement & cette division doivent être bien plus confiderables dans la plûpart des autres parties.

1°. Parce que les Vaiſſeaux capillaires des Muſcles & des autres Viſceres ſont du moins auſſi tortueux que ceux du Poulmon.

2°. Parce que le trajet de ces Vaiſſeaux eſt ſouvent beaucoup plus long, que celui des Veines Pulmonaires.

3°. Parce que les forces qui pouſſent le Sang , c'eſt-à-dire, celles du Cœur, des Arteres, des Muſcles, du reſſort des parties membraneuſes, &c. agiſſent immediatement ſur les liqueurs , & ſont infiniment ſuperieures à celles qu'on pourroit accorder (même par complaiſance) à l'Air qui entre ou qui ſort du Poulmon. Enfin il eſt certain que le Sang doit couler bien plus rapidement dans toutes les ramifications des Vaiſſeaux qui partent de l'Aorte deſcendante, qu'il ne coule dans les Veines Pulmonaires , à cauſe de la pente confiderable des Vaiſſeaux, laquelle ajoute beaucoup aux forces puiſſantes qui ont déja pouſſé les liqueurs.

Il eſt donc certain , que le Sang doit être infiniment plus briſé & plus affiné par les forces connuës qui le font couler dans toutes les parties du Corps, & par la tortuofité des Vaiſſeaux qu'il doit y traverſer, qu'il ne peut l'être dans les Veines Pulmonaires, ſoit par l'action de l'Air qui eſt une force inconnuë, conteſtée & avancée ſans preuves, ſoit par la tortuofité de ces Veines qui n'eſt pas plus grande que celle des autres Vaiſſeaux de notre Corps.

Je ne puis me reſoudre à adopter les raiſons que donne Pitcarne, du changement de couleur qui arrive au Sang, dans les Veines Pulmonaires ; il ſuppoſe que les parties rouges ou globuleuſes ſont plus legeres que les autres , & peut-être, dit-il, plus élaſtiques. Que ces parties globuleuſes ſeparées (par le broyement qu'elles ſouffrent dans les Veines Pulmonaires) des autres parties lymphatiques & rameuſes qui les enchaînoient, doivent

ſe porter à la ſuperficie à cauſe de leur legereté & de
leur élaſticité. Or comme la couleur rouge du Sang dépend de ces parties, il eſt certain que le Sang doit paroître d'autant plus rouge, qu'il y aura un plus grand
nombre de parties globuleuſes à la ſuperficie de cette
liqueur.

Comment embraſſer ce ſentiment, quelque reſpectable
qu'en ſoit l'Auteur, quand une Experience journaliere
nous aſſure que les parties globuleuſes ſont plus peſan-
ſes que les autres?

Lorſqu'on ſaigne un Malade, les parties globuleuſes
ſe précipitent pour l'ordinaire au fond du Vaiſſeau:
preuve certaine qu'elles ſont plus peſantes. Tous les
Phyſiciens en conviennent, & M. Michelotti lui-même
en eſt perſuadé, puiſqu'il l'avouë dans ſa Lettre.

L'Experience nous aſſure encore que les parties globuleuſes ſont moins élaſtiques que les parties fibreuſes
& lymphatiques. Nous obſervons tous les jours, dans
certaines maladies, que la ſuperficie du Sang tiré dans
des poëlettes eſt blanchâtre & couleur d'Agathe: qu'elle
forme pluſieurs couches aſſez épaiſſes & compactes, tandis que la partie inferieure du caillot de Sang eſt d'un
rouge noirâtre & foncé. Ces couches blanchâtres qui
ſont à la ſuperficie, ſont formées des parties lymphatiques du Sang, tandis que les couches inferieures ſont
principalement compoſées des parties globuleuſes. Si
l'on ſépare cette eſpece de croûte, & qu'on la tire entre
les doigts, on connoîtra qu'elle a beaucoup de reſſort
& d'élaſticité; mais ſi l'on touche le caillot noir qui eſt
au fond du Vaiſſeau, on obſervera que ſes parties ſe
ſéparent beaucoup plus aiſément, & qu'elles n'ont nul
reſſort & nulle élaſticité. Il n'eſt donc pas poſſible d'attribuer la couleur vive du Sang à la legereté & à l'élaſticité plus grande des parties globuleuſes.

Si la trituration en dévelopant davantage les parties
globuleuſes leur permettoit de ſe porter plus abandam-
ment à la ſuperficie du Sang, & donnoit ainſi à ce fluide

de, une couleur plus vive & plus brillante : il eſt certain qu'il devroit être d'un rouge beaucoup plus vif dans toutes les Veines du Corps, que dans les Veines Pulmonaires ; puiſqu'il a eſſuyé (depuis qu'il en eſt ſorti) le broyement qu'a pû cauſer la contraction du Ventricule gauche du Cœur, & le battement des Arteres par leſquelles il a paſſé. Si ſes parties doivent être plus diviſées, les parties globuleuſes doivent donc, ſelon Pitcarne, ſe porter plus abondamment à la ſuperficie ; ainſi le Sang devroit être d'un rouge plus éclatant.

Par la même raiſon, le Sang des Arteres Pulmonaires devroit être d'un rouge beaucoup plus vif, que celui des Veines Pulmonaires ; puiſqu'il a eſſuyé l'action des deux Ventricules du Cœur, celle de toutes les Arteres, le broyement conſiderable que doit cauſer la contraction violente des Muſcles, &c. Cependant nous obſervons au contraire, qu'il eſt d'un rouge beaucoup plus foncé, & que l'atténuation qu'ont ſouffert ſes parties, n'a pû lui conſerver ſeulement la couleur qu'il avoit acquiſe dans les Veines Pulmonaires ; il me paroît donc évident que la couleur qu'il y acquiert, ne dépend pas de la trituration & de la diviſion de ſes parties.

Enfin il eſt facile de démontrer que la couleur du Sang des Veines Pulmonaires, ne dépend pas de la trituration de ſes parties.

1°. Parce qu'il change de couleur dès qu'il entre dans les ramifications des Veines Pulmonaires, avant qu'il ait traverſé les Vaiſſeaux tortueux qui doivent contribuer principalement à ce broyement & avant qu'il ait pû eſſuyer toute l'action de l'Air.

2°. Par une Experience connuë de tous les Phyſiciens, & rapportée au commencement de ce Memoire, qui nous fait voir qu'une très-petite quantité d'Air, ſouffléc très-doucement dans l'Artere Axillaire d'un Chien, change tout d'un coup la couleur noire & foncée de ce Sang en un rouge vif & brillant.

On ne peut point attribuer ce changement ſubit au

broyement, puisque l'action de l'Air ainsi poussé, doit être très lente & très foible, & qu'elle ne peut être comparée avec la force du Ventricule du Cœur, des Arteres &c.

Je puis encore rapporter une autre Experience qui m'a été communiquée par M. Winslow, & qui prouve que la couleur rouge du Sang ne dépend pas de la division de ses parties.

Lorsqu'on injecte dans la Veine Axillaire d'un Chien de l'huile de tartre par défaillance, ou du sel de tartre fondu dans un peu d'eau, l'Animal périt, & l'on observe que son Sang est divisé, fondu, sans consistence, fluide comme de l'eau & d'une couleur noire ; mais si l'on ne fait pas cette Experience avec précaution, & qu'on ouvre trop le Vaisseau, ou qu'on le laisse trop long-tems ouvert, de sorte qu'il y entre une certaine quantité d'Air, on trouve, après la mort de l'Animal, que le Sang est congelé, qu'il est d'un rouge vif & brillant, & que l'huile de tartre n'y a pû causer le changement qu'elle y produit toujours, lorsqu'on a eu attention de faire cette Experience avec exactitude, & d'empêcher que l'Air ne se mêlât dans le Sang, ou qu'il n'eût le tems d'agir sur cette liqueur.

Cette derniere Experience prouve,

1°. Que l'Air mêlé dans le Sang l'épaissit, & empêche que l'huile de tartre ne puisse y causer la fonte & la dissolution qu'elle y produiroit naturellement, si l'Air ne s'y étoit pas mêlé.

2°. Que la couleur rouge du Sang ne dépend pas du broyement & de la division de ses parties, puisqu'il acquiert une couleur noire, par le mélange de l'huile de tartre qui le fond & le divise : tandis qu'il devient d'un rouge vif, par l'action de l'Air qui réunit ses parties.

Jusques ici je me suis attaché à examiner les differens systêmes que les plus habiles Physiciens se sont formez, pour expliquer la cause du changement qui arrive au Sang dans les Veines Pulmonaires : Les raifons dont je me fuis fervi pour les combattre, ont été celles qui long-tems auparavant m'avoient empêché d'en embraffer aucun : elles m'avoient fait penfer que, pour en trouver la caufe, il falloit neceffairement prendre d'autres routes, & méditer fur nouveaux frais.

Je conçûs qu'avant toutes chofes, je devois acquerir une exacte notion.

1°. De la ftructure des parties dans lefquelles l'Air eft pouffé, & de celles par où le Sang paffe.

2°. Des effets les plus effentiels de l'Air fur le Sang, & des caufes qui le font agir plus puiffamment & plus fenfiblement fur les parties de notre Corps.

Je me reprefentai enfuite, que fi j'avois des conféquences à tirer de ces connoiffances réduites en principes, je ferois obligé d'obferver fi elles pouvoient fe concilier naturellement, foit avec les fymptômes qui fe découvrent dans une refpiration languiffante & prefque interceptée, foit avec la Méchanique qui fait circuler le Sang dans le *Fœtu*, dont le Poulmon n'a pas encore reçû d'Air.

Enfin pour me garantir des illufions qui nous féduifent fouvent dans de pareilles recherches, je m'impofai la loi de fuivre ponctuellement les régles prefcrites par Pitcarne, au commencement de fa Differtation.

(a) *Il n'eft pas permis* (dit ce grand Géometre) *de tenter la réfolution d'un Probléme par le fecours de plufieurs Théorémes douteux, lorfqu'on peut le refoudre par le moyen d'un feul qui eft reconnu pour certain.*

On ne doit point croire qu'une fonction puiffe s'executer

____

(a) *In Differt. de Cauf. diverfa molis quà fluit Sanguis per Pulmonem, &c.*

Nunquam tentanda eft Problematis folutio per poftulata multa & fubfidio Theorematis non evidentis.

Neque quidquam fieri credendum eft per poros non agnitos & non conceffos trajiciendo corpora non data.

Denique numquam in ufum vocanda corporum vis aut facultas, de qua licet dubitare ; multique dubitant cum preftò eft, parque operi vis aut poteftas adeo confpicua, ut de ea nemo dubitet eam nemo non agnofcat & fentiat,

en faisant passer des corps inconnus par des Pores ignorez & contestez.

Il ne faut pas se servir de forces ou de qualitez obscures, lorsque cette même Méchanique peut s'accomplir par une puissance connue & avouée de tout le monde.

Dirigé par ces vües & par cette méthode, je considerai d'abord avec attention l'interieur du Poulmon, & je n'y pùs découvrir aucune Vesicule.

Les differens lobules, dont chaque lobe de ce Viscere est composé, renferment un tissu spongieux ou cellulaire.

Toutes ces cellules ou cavitez communiquent les unes avec les autres, l'Air y est porté par une infinité de Ramifications de la Traché Artere, qui se distribuent dans ce corps spongieux.

Les Parois de chaque cellule sont formées par une double membrane, ou par deux feuillets membraneux extrêmement fins & déliez, entre lesquels se voyent, en quantité prodigieuse, les Ramifications capillaires des Vaisseaux sanguins.

Je ne rapporterai point plusieurs Observations que je fis pour lors sur la structure du Poulmon, elles sont inutiles pour la question presente ; & d'ailleurs on peut les trouver dans le Mémoire imprimé parmi ceux de l'Académie Royale des Sciences en l'année 1718.

De l'examen des parties du Poulmon, je passai à celui des organes destinez à la circulation du Sang : & voici ce que j'observai.

L'Oreillette droite du Cœur est plus grande que *l'Oreillette gauche* avec le *sac Pulmonaire.*

Le Ventricule droit est plus étendu que le *Ventricule gauche.*

Les Ramifications de *l'Artere Pulmonaire* sont fort superieures en nombre & en capacité à celles des *Veines Pulmonaires* ; au lieu que dans toutes les autres parties du corps les *Veines* y sont en plus grand nombre, & ont plus de capacité que les *Arteres.*

Ces differences me furprirent infiniment ; je fçavois que la capacité des Vaiffeaux eft toujours proportionnée à la quantité ou à la raréfaction des fluides qu'ils renferment dans le moment.

Que c'eft, par rapport à l'abondance ou à la raréfaction plus ou moins grande de ces liqueurs, qu'ils fe dilatent ou fe rétréciffent. En effet, fans cette exacte proportion, les fluides pourroient-ils dilater les Parois des Vaiffeaux & les mettre en jeu de reffort ? Ces Parois pourroient-elles agir à leur tour fur les fluides pour les broyer & les faire circuler continuellement ?

Un autre fait, dont je voyois naître mille obftacles, pour la circulation du Sang dans le Poulmon, eft que les deux *Ventricules du Cœur* fe vuident & fe rempliffent toujours dans le même inftant ; que le Ventricule gauche doit recevoir tout le Sang qui fort du Ventricule droit, & de plus une partie de celui qui a coulé dans la fubftance du Cœur & qui fe décharge dans ce Ventricule, par les ouvertures qu'on a découvertes dans fa cavité.

De ces Obfervations fe formoient nombre de difficultez qui me paroiffoient infurmontables. Je fentois bien que le *Ventricule gauche*, étant moins étendu que le *Ventricule droit*, ne pouvoit contenir tout le Sang que ce dernier lui envoyoit à chaque contraction.

D'un autre côté, je me reprefentai que cette quantité de Sang qu'il eût été hors d'état de recevoir, n'auroit pû refter ailleurs que dans les *Arteres* & les *Veines Pulmonaires*, qu'on doit regarder comme un canal continû de l'un à l'autre Ventricule.

Mais feroit-il poffible que la plus petite quantité du Sang forti du Ventricule droit fût forcée de refter & de s'accumuler dans les Vaiffeaux du Poulmon, fans produire promptement les accidens les plus funeftes ? Les Arteres & les Veines Pulmonaires ne pourroient manquer certainement de s'engorger en peu de minutes ; la refpiration feroit interceptée, & la circulation cef-

C iij

feroit abfolument, d'où s'enfuivroit en trés peu d'inftant la ruine infaillible de l'Animal.

Ces embarras m'occupérent long-tems: cependant une
longue méditation me fuggera l'idée que je vais rapporter.

IL EST CONSTANT (me dis-je alors) *que la cavité du*
VENTRICULE GAUCHE *& de* L'OREILLETTE GAUCHE, *a*
moins d'étenduë que celle du VENTRICULE DROIT *& de*
L'OREILLETTE DROITE; *il n'eft pas moins fûr que les Ra-*
mifications des Veines Pulmonaires font moins nombreufes,
& ont moins de diamettre que celles des ARTERES PULMO-
NAIRES: & de ces faits inconteftables, doit réfulter né-
ceffairement l'une des deux conféquences qui fuivent.

OU LE VENTRICULE GAUCHE, L'OREILLETTE GAU-
CHE ET LA RAMIFICATION DES VEINES PULMONAI-
RES ne reçoivent pas tout le Sang qui fort du VEN-
TRICULE DROIT, de L'OREILLETTE DROITE & des AR-
TERES PULMONAIRES. *Ou ce Sang, qui rempliffiit un*
efpace confiderable dans ces TROIS DERNIERES CAVI-
TEZ, *en occupe bien moins dans les* TROIS PRE-
MIERES.

Or il eft conftant que les RAMIFICATIONS *des Veines Pul-*
monaires, L'OREILLETTE ET LE VENTRICULE GAUCHE
doivent recevoir & reçoivent réellement tout le Sang contenu
dans les RAMIFICATIONS DES ARTERES PULMONAIRES,
DANS L'OREILLETTE ET LE VENTRICULE DROIT.

Il s'enfuit donc que le Sang doit occuper moins d'ef-
pace dans les VEINES PULMONAIRES, L'OREILLETTE ET
LE VENTRICULE GAUCHE, qu'il n'en occupoit dans L'O-
REILLETTE ET LE VENTRICULE DROIT, ET DANS LES
ARTERES PULMONAIRES.

La même quantité de Sang occupera moins d'efpace
toutes les fois que fes parties feront plus rapprochées.
Les parties d'une liqueur qui eft échauffée feront rapprochées, dès que fon mouvement interieur & fa raréfaction feront diminuez. Il faut donc examiner fi l'Air
qui entre dans le Poulmon peut agir fur le Sang des

Veines Pulmonaires d'une maniere capable d'y caufer ce changement, c'eft-à-dire, de diminuer fa raréfaction.

Pour parvenir à cette connoiffance, je crûs devoir m'affûrer, par plufieurs Experiences, du changement que l'Air pouvoit caufer dans le Sang.

Comme je les ai déja rapportées dans un Mémoire publié en l'Année 1718. je m'abftiendrai de les rappeller ici : il me fuffira de faire obferver qu'elles font toutes connoître, que l'Air ne touche jamais le Sang immédiatement dans fes Vaiffeaux, ou hors de fes Vaiffeaux, fans en rapprocher les parties & fans lui communiquer en même tems une couleur & plus vive & plus brillante.

Toutes ces Experiences me conduifirent à cette efpece de fyllogifme.

Puifque l'Air qui touche le Sang immédiatement, lui donne une couleur vive & brillante, & l'épaffit en même tems, il y a lieu de croire que ce même Air qui donne au Sang cette même couleur, dès qu'il entre dans les Veines Pulmonaires (quoi qu'il ne le touche pas immédiatement) peut caufer en même tems dans ce fluide une efpece dépaiffiffement, c'eft-à-dire, diminuer fon bouillonnement & fa raréfaction.

Cette idée me flatta, mais je ne laiffai pas de fentir la différence qu'il doit y avoir entre un Sang que l'Air touche immédiatement, & celui fur lequel il ne peut agir qu'à travers les tuniques des Vaiffeaux.

Il eft vrai que l'Air épaiffit le Sang lorfqu'il le touche immédiatement; mais s'enfuit-il qu'il produife le même effet dans les Veines Pulmonaires, puifqu'il ne peut ni pénétrer leurs membranes, ni agir fur le Sang qu'à travers leurs Parois?

Cette difficulté fut bien-tôt levée par l'Experience fuivante, qui m'affûra que l'Air exterieur peut agir fur les liqueurs renfermées dans nos Vaiffeaux fans les toucher immédiatement.

Les parties de notre Corps environnées d'un Air

chaud ſe gonflent conſidérablement : au contraire, expoſées à un Air froid, elles ſe reſſerrent & paroiſſent s'affaiſſer.

C'eſt un fait dont il eſt aiſé de s'aſſûrer, & qu'on pourroit vérifier tous les jours ſur ſoi-même, ſi l'on y faiſoit quelque attention. Lorſque l'on a chaud, à peine peut-on mettre ou tirer ſans quelque violence une bague, un gand, un ſoulier, une botte, &c. Au lieu que l'un & l'autre deviennent très faciles, quand la main, la jambe & le pied perdant de leur premiere chaleur, viennent à ſe dégonfler.

Or le gonflement & la diminution des parties de notre Corps, ne ſe font qu'en conſéquence de la dilatation plus ou moins grande des Vaiſſeaux. L'Air exterieur ne ſçauroit les faire dilater, ou reſſerrer, qu'en raréfiant ou en condenſant les liqueurs qui y ſont.

Il eſt donc certain que l'Air exterieur peut produire ce changement ſur les liqueurs de notre Corps, à travers les Parois de nos Vaiſſeaux & ſans les toucher immédiatement.

Perſuadé de ce fait : voici qu'elles fûrent mes réflexions.

L'Air eſt un fluide plus froid ou, ſi l'on veut, beaucoup moins chaud que le Sang. Perſonne ne peut le conteſter.

Le Sang au contraire eſt une liqueur chaude qui bouillonne continuellement & qui eſt par conſequent toujours rarefiée.

Or toute liqueur froide qui touche les Parois exterieurs d'un Vaiſſeau, qui contient une liqueur échauffée & rarefiée, la condenſe en rapprochant ſes parties, à moins que ces mêmes Parois ne ſoient aſſez compactes pour réſiſter à l'action de la liqueur froide.

C'eſt un fait certain & démontré, par ce qui arrive tous les jours dans les Opérations des Chimiſtes, & ſur tout dans la diſtillation de l'Eſprit-de-vin. Ils placent au haut du Serpentin & rempliſſent d'eau froide un Vaiſſeau nommé *Réfrigerent*, & voyent ſenſiblement la
fraîcheur

fraîcheur de cette Eau condenfer les parties fpiritueu-
fes qui ont été élevées, & les faire retomber en goutes
dans le Récipient.

Appliquons à prefent ces faits, qui doivent paffer
pour conftans, à l'action de l'Air fur le Sang des Veines Pulmonaires.

*L'Air qui entre dans le Poulmon fe répand dans toutes les
Cellules Pulmonaires ; il environne & touche immediatement
les membranes très minces dont elles font formées.*

*Entre ces membranes font renfermées les Ramifications des
Veines Pulmonaires, dont les Parois, étant beaucoup plus minces que celles des Arteres, font moins capables de diminuer
fon action.*

*Or cet Air eft beaucoup plus froid, que le Sang qui coule
dans les differens Vaiffeaux de ce Vifcere.*

*Par conféquent il peut & doit condenfer ce Sang rarefé,
& fur tout celui des Veines Pulmonaires, dont le tiffu mince
s'oppofe moins à fon action.*

Tous ces faits raprochez & mis enfemble, me parû-
rent donner la folution de toutes les difficultez qui s'é-
toient prefentées, & prouver que l'Air qui entre dans
le Poulmon condenfe & refferre les Parties du Sang.
Toute cette Méchanique s'explique fans avoir recours
à des *Pores ignorez, à des qualitez douteufes, à des forces
inconnuës & conteftées.* Il fuffit que l'on fçache,

Que l'Air qui fe diftribuë dans le Poulmon touche
& entoure les Vaiffeaux qui y font répandus.

Qu'il eft plus froid ou moins chaud que le Sang qui
coule dans les Vaiffeaux du Poulmon.

Que les membranes qui recouvrent les Vaiffeaux font
très fines, & que les Parois des Veines Pulmonaires font
plus minces que celles des Arteres. Ce font des faits
avoüez & connûs que perfonne ne peut contefter.

Ils s'accordent parfaitement avec les Expériences Phy-
fiques que j'ai faites par rapport à l'action de l'Air fur
le Sang.

Ils diffipent les difficultez confiderables que faifoit naî-

tre la différence des capacitez tant des Ventricules &
des Oreillettes du Cœur, que des Arteres & des Veines Pulmonaires ; puisqu'il est aisé de concevoir que la
même quantité de Sang qui remplissoit le Ventricule
droit du Cœur peut être contenuë dans le Ventricule
gauche (quoique sa cavité soit plus petite) après
qu'il aura été condensé par l'Air, dans les Veines Pulmonaires.

Ils expliquent aisément le changement de couleur
qui arrive au Sang dans les Veines Pulmonaires ; en
effet, il est naturel de penser, que les Parties du Sang
rapprochées les unes des autres peuvent réfléchir une
plus grande quantité de rayons de lumiere, que celles
qui sont écartées.

Or l'Air qui entre dans le Poulmon peut rapprocher les parties du Sang, comme je l'ai démontré ;
ainsi elles peuvent renvoyer pour lors une plus grande
quantité de rayons de lumiere, & toute la liqueur peut
avoir une couleur plus vive & plus brillante.

Au contraire, la fermentation continuelle du Sang,
le broyement qu'il a souffert, avant que de revenir
au Ventricule droit du Cœur, ont dû écarter ses parties, les diviser, les éloigner les unes des autres : les
vuides ou les intervalles plus considerables qu'elles laissent pour lors entr'elles, peuvent absorber les rayons
de lumiere : le Sang doit donc être pour lors d'une couleur plus sombre & plus noirâtre.

Cette Méchanique s'accorde avec l'ordre de l'œconomie Animale, qui paroît demander, que les parties
du Sang qui ont été extrêmement broyées, divisées &
écartées en circulant dans toutes les Parties du Corps
puissent être réünies & rapprochées, avant que de com-
mencer une nouvelle circulation, ou elles doivent encore essuyer un broyement & une atténuation considerable.

Enfin il est constant que les Symptômes d'une respiration suspenduë ou interceptée, & les usages des Vais-

feaux fanguins qui ne fe trouvent que dans le Fœtus Humain, s'expliquent naturellement par les principes que j'ai pofez.

J'ai donc des motifs puiffans qui doivent me faire penfer,

1°. Que l'Air, qui eft premierement déterminé par l'élevation des Coftes à entrer dans le Poulmon, étant moins chaud que le Sang, peut le condenfer & rapprocher fes parties dans les Veines Pulmonaires, fans néanmoins pénétrer les Parois de ces Veines. *

2°. Que cette condenfation peut être l'unique caufe de la couleur rouge, vive & brillante dont le Sang y eft coloré; parce que les Parties du Sang, y étant rapprochées les unes des autres, peuvent reflechir une plus grande quantité de rayons de lumiere, que lorfqu'elles laiffent entr'elles de plus grands intervales.

* Je ne parle que de l'Air élaftique : car je conviens qu'il peut y avoir des parties volatiles répanduës dans l'Air affez tenuës , pour pouvoir pénétrer les Parois des Veines Pulmonaires & fe mêler dans le Sang.

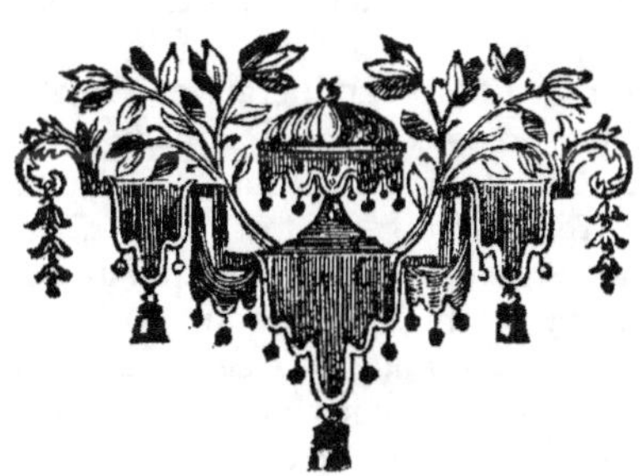

SECONDE PARTIE.

TElles sont les idées que j'avois à proposer sur les effets de l'Air, sur le Sang des Veines Pulmonaires. Il reste maintenant à examiner les Objections employées par M. Michelotti, pour les combattre. Obligation que je ne puis remplir, sans retoucher une partie des matieres dont j'ai déja traité, & qu'il a discutées après moy. On me dispensera neanmoins de m'assujettir à la disposition de sa Lettre, & de reprendre les difficultez qu'il oppose à mon premier Mémoire, selon l'ordre qu'il les a distribuées, ou plutôt répanduës.

Pour me rendre plus intelligible, je les distribuërai en quatre classes, par rapport aux quatre Questions principales qui sont entre nous.

JE RANGERAY DANS LA PREMIERE toutes les raisons qu'il apporte pour expliquer la maniere, dont la circulation peut se faire, malgré la différence qui se montre entre la capacité des Arteres & des Veines Pulmonaires.

DANS LA SECONDE j'examinerai les Objections qu'il fait contre les preuves que j'ai apportées, pour faire connoître que le Ventricule gauche du Cœur ne pouroit recevoir tout le Sang qui sort du Ventricule droit, si cette liqueur n'avoit souffert quelque altération considerable en traversant le Poulmon.

JE FERAY voir sous la TROISIE'ME Classe qu'il a tort de combattre les Experiences que j'ai apportées, lesquelles nous assûrent que l'Air peut & doit condenser le Sang dans les Veines Pulmonaires.

ENFIN DANS LA QUATRIE'ME, je tâcherai de détruire toutes les raisons qu'il avance pour persuader, que la couleur vive & brillante qu'acquiert le Sang, lorsqu* l'Air le touche immediatement, ne vient pas des impreſſions de l'Air ſur ce fluide.

J'ai établi dans mon Mémoire, que les Arteres Pulmonaires ſont en plus grand nombre, & ont plus de capacité que les Veines Pulmonaires. J'y ai fait voir, que le Sang qui ſort de ces Arteres, ne peut être reçù dans les mêmes Veines, à moins que ce fluide ne ſouffre quelque changement qui diminuë ſa rarefaction : car pour lors il faut convenir que la même quantité de liqueurs occupe certainement moins de place. J'ai même expreſſément marqué dans ce Mémoire, que les difficultez qui naiſſent de la différence des capacitez des Arteres & des Veines Pulmonaires, par rapport à la circulation du Sang dans ce Viſcere, me paroiſſoient d'autant plus grandes, que le Sang doit couler avec plus de rapidité dans les Arteres, que dans les Veines Pulmonaires.

M. Michelotti prétend qu'il n'eſt pas beſoin d'avoir recours à la raréfaction', ou à la condenſation du Sang, pour rendre raiſon de la circulation de cette liqueur dans ſes Vaiſſeaux.

(a) *Un principe d'Hydroſtatique,* dit-il, *réſout toutes ces difficultez. Le dégré de vîteſſe, avec lequel une liqueur coule dans certains Vaiſſeaux, peut ſuppléer à la petiteſſe de leur cavité.*

Ce principe eſt certain, & je l'avois reconnu moy-même un peu avant que d'établir *que le Sang coule avec plus de vîteſſe dans les Arteres Pulmonaires que dans les Veines.*

(b) M. Michelotti, veut ignorer que j'ai fait cette reflexion, & ſans s'embaraſſer de combattre les raiſons que j'avois avancées pour faire connoître que le Sang

(a) **Pag. XXIX.** Ejuſmodi Problema, per Hydroſtatices principium de canalis inæqualiter ampliſectionibus, liquoris transfluentis velocitatibus, proportione reciprocà reſpondentibus, neque ipſi, neque tibi ignotum, clarè & perſpicuè magnâ ex parte ſolvi potuiſſe.

(b) **Pag. XXIX** Arterias in humano corpore ubiquè locorum præterquam in pulmone, in quo Arteria Vena amplior eſt, Venis eſſe anguſtiores, &c. Et quis non videt, cruorem velociùs in arteriis quàm in venis, ſegniùs in arteria quam in vena pulmonari neceſſariò fluere debere.

ne peut couler avec plus de vîteffe dans les Veines que
dans les Arteres Pulmonaires.

(a) *Les Arreres du Poulmon* continuë-t-il, *font en plus
grand nombre , & ont plus de capacité que les Veines de ce
Vifcere ; donc ce Sang doit couler plus lentement dans les
Arteres que dans les Veines.*

Examinons les motifs qui auront pû engager M. Michelotti à tirer cette confequence : *que le Sang coule avec
plus de vîteffe dans les Veines , que dans les Arteres Pulmonaires ,* & pefons exactement les raifons fur lefquelles il
a prétendu fonder ce Paradoxe.

La premiere eft que la cavité des Veines eft plus
étroite que celle des Arteres.

Cette difference forme le point de la difficulté, mais
elle ne la réfout point. Elle n'établit pas que le Sang
doit couler plus vite dans ces Veines. Cette fuppofition
eft non-feulement contraire à l'ordre general de l'œconomie du Corps Humain, elle eft encore entierement
oppofée à la ftructure & à la Méchanique des parties
qui font couler le Sang dans le Poulmon.

Pour s'en éclaircir, il n'y a qu'à jetter les yeux fur
les forces qui le font paffer par ce Vifcere.

La circulation du Sang dans le Poulmon dépend de
deux caufes, fçavoir :

De la force avec laquelle le Ventricule droit le chaffe
dans les Arteres du Poulmon.

Du battement continuel des Arteres Pulmonaires qui le
pouffent en avant, & l'obligent de paffer dans les Veines.

Voilà les deux forces confiderables qui déterminent
& entretienent le cours du Sang dans ces Vaiffeaux.

Voyons à prefent fi elles agiffent auffi puiffamment fur

(a) P*ag*. XXX. Quippe quàm ex hydrometriâ regulæ paulò ante allegatâ,
pofito , eandem omnino temporibus æqualibus cruoris quantitatem tranfire
per venam ac per arteriam pulmonarem ; hanc què illâ capaciorem exiftere,
neceffitate Geometricâ fequatur fanguinem citatiori motu urgeri per venam
quàm per arteriam pulmonarem.

P*ag*. XXXI. Rami arteriæ pulmonaris &c. Venæ pulmonaris Ramis,
numero , & capacitate funt majores : ergo &c. Igitur velocitas fanguinis in
his , velocitate fanguinis in illis major eft.

ce fluide dans les Veines, que dans les Arteres Pulmonaires.

Avant qu'il puisse arriver jusqu'aux Veines Pulmonaires, il souffre un frottement considerable en passant
dans les Arteres de ce Viscere, & sur tout dans leurs
ramifications qui sont infiniment tortueuses ; de sorte
qu'il perd beaucoup du mouvement qu'il avoit reçû
par la contraction du Ventricule droit du Cœur, & par
le battement considerable des gros Troncs des Arteres.
Son cours dans les Veines Pulmonaires n'est point également aidé & accéléré par le ressort de ces Vaisseaux
qui ne joüissent point, ainsi que ces Arteres, du mouvement de Contraction.

Or il ne peut avoir perdu beaucoup du mouvement
qu'il avoit reçu par la contraction du Ventricule droit,
& des gros troncs des Arteres, qu'il ne se meuve plus
lentement ; ainsi il est certain qu'il doit couler avec
moins de rapidité dans les Veines que dans les Arteres
Pulmonaires.

M. Michelotti a donc tort de conclure de la moindre quantité, & de la capacité plus étroite des Veines
Pulmonaires : *que le Sang y passe avec plus de vitesse
que dans les Arteres Pulmonaires* ; puisque la structure
des parties y est entierement opposée, & qu'il se pré-
sente une solution simple & conforme aux loix de l'œ-
conomie Animale des difficultez que fait naître d'a-
bord la différence du nombre & des capacitez des Arteres Pulmonaires.

(*a*) La seconde raison sur laquelle M. Michelotti se
fonde, est que sur la fin de l'expiration, les ramifications des Veines Pulmonaires sont pressées par la force
élastique de l'Air, & que le Sang qui y est contenu, est

(a) *Pag. XXXII.* Quòd aëris vi elasticâ, tum insitâ, tum à calore super
additâ, extremi Arteriæ Pulmonaris fines, sivè prima Venæ Pulmonaris ini-
tia bronchiorum radicibus intersita, perque pulmonares cellulas distributa,
moderatè sub expirationis finem premuntur; ac propterea cruor ejusmodi,
pressione prorsum ad partes sacculi membranosi, cum sinistra cordis auricula
commune cavum constituentis fortiùs, velociùsque propellitur.

pouſſé violemment vers le ſac Pulmonaire & l'Oreil‑
lette gauche.

Il me paroît que M. Michelotti poſe pour principe,
ce qui eſt en queſtion, ſçavoir que l'Air preſſe aſſez les
Veines Pulmonaires pour déterminer ce Sang à couler
plus rapidement dans ces Veines que dans les Arteres
Pulmonaires.

Convenons que l'Air qui entre dans ce Poulmon,
preſſe les ramifications des Veines Pulmonaires; ne doit‑
il pas preſſer également celles des Arteres Pulmonaires?
Il doit donc y augmenter la rapidité avec laquelle le
Sang y paſſe; ainſi cette action de l'Air augmentant éga‑
lement le cours du Sang dans les Arteres & dans les
Veines Pulmonaires, il reſtera toujours plus de mouve‑
ment à celui qui eſt dans les Arteres par les raiſons que
j'ai déja répétées pluſieurs fois.

Suppoſons que l'Air qui entre dans le Poulmon ne
comprimât que les ramifications des Veines Pulmonai‑
res, il ne ſeroit pas encore décidé, que cette preſſion
dût déterminer le Sang à couler plus rapidement du
côté de l'Oreillette gauche du Cœur, comme le pré‑
tend M. Michelotti : au contraire elle peut ſouvent re‑
tarder le cours du Sang, & empêcher qu'il ne s'y porte
avec rapidité. Pour s'en convaincre, il n'y a qu'à jetter
les yeux ſur la ſituation de ces Vaiſſeaux, & conſide‑
rer quel peut être l'effet de la preſſion de l'Air.

Ces Vaiſſeaux ſerpentent infiniment, ils reviennent
ſouvent preſque au même endroit d'où ils ſont partis,
& par conſéquent la liqueur qui y eſt contenuë & qui
coule de la partie A, vers la partie B, revient enſuite
par une autre ramification de la partie B à la partie A.

La preſſion que l'on fait ſur un tuyau môl ne dé‑
termine la liqueur qui y paſſe à couler plus rapidement,
que lorſque cette preſſion ſe fait dans une détermina‑
tion ſemblable à celle du cours de la liqueur : car ſi
elle ſe fait dans une détermination oppoſée, loin de fa‑
ciliter le cours de la liqueur, elle l'arrêtera.

Si

Si une Riviere couloit en ligne droite depuis un Village marqué A , jufqu'à un autre marqué B, & que cette même Riviere revînt en ligne droite par un autre canal depuis le Village marqué B, jufqu'à la hauteur du Village marqué A d'où elle étoit partie, il eſt certain que le même vent qui précipiteroit ſon cours dans le premier canal, le retarderoit dans le ſecond.

Or les ramifications des Veines Pulmonaires ſerpentent infiniment, & reviennent ſouvent ſur leurs pas, pour ainſi dire ; l'Air qui entre dans une Cellule du Poulmon, ne peut avoir qu'une certaine détermination de mouvement. Convenons que cette détermination ſoit capable d'accélérer le cours de la liqueur, dans le tuyau qui va du point A , au point B ; il faudra convenir en même tems qu'elle le retardera dans le tuyau qui vient du point B, au point C, parce que le cours de la liqueur eſt dans un ſens directement contraire à celui qu'elle avoit dans le tuyau qui alloit de A , vers B.

Il eſt donc conſtant que la preſſion de l'Air qui pourroit accélérer le cours du Sang dans certaines ramifications des Veines Pulmonaires, devroit le retarder dans d'autres, & rendre la circulation plus lente dans les differens détours que font les mêmes ramifications ; ainſi cette preſſion ne peut être regardée comme une cauſe capable d'accélérer le cours total du Sang dans les Veines Pulmonaires.

Quand même on accorderoit à M. Michelotti , que la preſſion de l'Air accéléreroit la circulation du Sang, & le pouſſeroit vers l'oreillette gauche, on ne pourroit pas en conclure avec lui , que le Sang coule plus rapidement dans les Veines, que dans les Arteres Pulmonaires ; car la preſſion qu'il peut faire ſur les ramification de ces Vaiſſeaux , eſt modêrée. On ne peut donc la comparer à la force avec laquelle le Sang eſt pouſſé dans les Arteres Pulmonaires, & par la contraction du Ventricule droit du Cœur, & par celle de ces mêmes Arteres. Ainſi il reſtera toujours pour coñſtant que le

Sang doit couler avec plus de rapidité dans les ramifications des Arteres que dans celles des Veines Pulmonaires.

Après que M. Michelotti a tâché d'établir, que le Sang paffoit avec plus de vîteffe dans les ramifications des Veines que dans celles des Arteres, il s'efforce de prouver que le Sang doit couler plus rapidement dans le tronc de la Veine Pulmonaire que dans celui de l'Artere Pulmonaire.

Les raifons qu'il employe ne me paroiffent pas plus convaincantes que celles aufquelles je viens de répondre.

(*a*) La premiere eft que les Parois du tronc des Veines Pulmonaires font trés fortes.

Je n'en difconviens point ; mais il eft certain qu'elles font néanmoins beaucoup plus foibles que celles du tronc de l'Artere Pulmonaire.

(*b*) Quant à la feconde, elle confifte à faire valoir la pente du tronc des Veines Pulmonaires qui paroît propre à accelerer le cours du Sang vers l'oreillette gauche.

(*c*) Il avance en troifiéme lieu, que le Sang ne fouffre qu'un médiocre frottement contre la furface interieure du tronc des Veines Pulmonaires.

On pourroit accorder: que ce frottement eft moindre que celui que fouffre le Sang dans le tronc de l'Artere Pulmonaire.

Que la fituation du fac Pulmonaire favorife le cours du Sang dans l'Oreillette gauche.

Que les Parois de ce fac font trés fortes, fans cependant convenir, que le Sang coule plus vîte dans le tronc

(*a*) *Pag. XXXII.* Carneorum duĉtuum à diligentiffimo cadaverum incifore Ray. Vieuffens defcriptorum vis contraĉtilis motui fanguinis per finum venofum finiftrum, de quo modô docebam, accelerando opportuna.

(*b*) *Pag. XXXII.* Ejus declivis pofitus fanguinis ad finiftram cordis auriculam delabentis curfui perciendo maxime idoneus.

(*c*) *Pag. XXXII.* Partium fanguinis ad interiorem fuperficiem ipfius finus venofi finiftri appulfarum fricationes atque contaĉtus minores &c.

des Veines Pulmonaires, que dans celui de l'Artere. La raison est, que ces trois circonstances ne peuvent servir qu'à conserver au Sang la plus grande partie du mouvement qu'il a premierement reçû par la contraction du Ventricule droit & des Arteres Pulmonaires, & qu'il n'y a aucune autre puissance connuë capable de donner du mouvement à ce Sang, ou dont la force puisse être comparée à celle avec laquelle il est poussé par la contraction du Ventricule droit, & par celle du Tronc de l'Artere Pulmonaire, qui est beaucoup plus fort que le tronc des Veines Pulmonaires.

Pour quatriéme preuve de la Proposition avancée, M. Michelotti assûre que le Sang qui a été brisé par l'Air dans le Poulmon, & qui est contenu dans les Veines de ce Viscere, est plus fluide & résiste moins que celui qui coule dans les Arteres.

Le premier membre de ce raisonnement paroît être une pure pétition de principe. On y pose en fait ce qui est en question, sçavoir que l'Air brise le Sang dans les Poulmons & lui donne plus de mouvement. C'est donc à M. Michelotti à prouver préalablement cette Proposition qu'il établit comme certaine.

(*a*) M. Michelotti a bien connu que la force considerable du tronc de l'Artere Pulmonaire devoit déterminer à penser que le Sang y couloit avec plus de rapidité que dans le tronc des Veines Pulmonaires. Pour lever cet obstacle autant qu'il dépend de lui, il prétend que cette force considerable est entierement employée à faire couler le Sang dans cette Artere ; il en apporte trois raisons.

(a) **Pag. XXXIII.** Minimè verò deterrere nos debet trunci Arteriæ Pulmonaris vis ferè muscularis, cruori vehementiùs, celeriùsque movendo per opportuna : namque ejusmodi vis, quæ auxilio ferendo contractioni dextri cordis ventriculi, præ contractione sinistri valdè imbecillæ potissimùm præparata videtur, partim majori massæ crassioris, motuiquè magis resistentis cruoris cum chylo minus fluxili confusi impellendæ, partim ipsimet sanguini per ejusdem Arteriæ Pulmonaris truncum extrà dextrum cordis cavum statim non nihil curvatum, satis amplum, & aliquatenus acclivem urgendo insumitur.

La premiere eft, que la force du Ventricule droit, étant inferieure à celle du Ventricule gauche, elle avoit befoin du fecours de cette Artere pour faire circuler le Sang.

La feconde eft, que ce fluide, étant plus épais & mêlé avec du Chyle, a moins de fluidité & a befoin de plus grandes forces pour pouvoir couler.

La troifiéme eft, que le Tronc de l'Artere Pulmonaire fe courbe un peu en fortant du Ventricule droit, & qu'il a une affez grande capacité ; de forte que le Sang ne pourroit y monter aifément, s'il n'étoit aidé par la forte contraction de cette Artere.

Je ne fçay fi ces raifons paroîtront bien fatisfaifantes : il eft vrai que le Ventricule droit a moins de force que le Ventricule gauche ; mais M. Michelotti fçait bien qu'il ne doit poufler le Sang qu'à travers les Poulmons, & que ce trajet n'eft pas comparable à celui que doit parcourir le Sang qui fort du Ventricule gauche.

J'avouë que le Sang eft fouvent mêlé avec du Chyle dans le Tronc de l'Artere Pulmonaire ; mais il eft de même embaraffé par des parties chyleufes dans celui des Veines Pulmonaires : car l'Experience nous apprend que le Chyle n'eft intimement mêlé avec le Sang, que plufieurs heures après qu'il eft entré dans les Vaiffeaux Sanguins, c'eft-à-dire, après un nombre infini de circulations. Si l'on faigne un homme quelques heures après fon repas, la férofité qui fe fépare & qui furnage le Sang eft blanchâtre & chyleufe.

La courbûre de l'Artere Pulmonaire eft fi légere, qu'elle ne peut pas empêcher que le Ventricule droit ne pouffe trés-aifément le Sang dans les Ramifications de cette Artere ; fa force n'eft que trop fuffifante.

Enfin, quand même le Sang qui eft forti du Ventricule droit n'auroit d'autre mouvement que celui qui lui eft communiqué par la force du Tronc de l'Artere Pulmonaire, il eft certain qu'il y doit couler avec plus de rapidité que dans celui des Veines Pulmonaires, puifqu'il a perdu une partie de son mouvement & que ce qui lui en reste vient principalement de la contraction de cette Artere, & de celle du Ventricule droit.

Après avoir repondu à toutes les raisons qui ont engagé M. Michelotti à penser que le Sang couloit avec plus de vîtesse dans les Veines, que dans les Arteres Pulmonaires : Nous allons examiner celles de la seconde classe, c'est-à-dire, les motifs qui l'ont déterminé à croire que le Ventricule gauche du Cœur pouvoit recevoir tout le Sang qui sort du Ventricule droit.

J'ai avancé qu'il étoit presque impossible d'expliquer la Méchanique de la circulation du Sang dans les Poulmons, par rapport à la capacité différente & aux différens ressorts de ses Arteres & de ses Veines. J'ay ajoûté qu'il n'étoit pas moins difficile de comprendre comment la même circulation pouvoit être continuée dans le Cœur : on en tombera d'accord avec moy, si l'on fait attention à la différence qui se trouve entre les cavitez du Ventricule droit & du Ventricule gauche : car est-il concevable que le dernier ayant moins de capacité, puisse recevoir, & contenir tout le Sang que l'autre lui envoye ?

(*a*) M. Michelotti convient de la difficulté. Pour la résoudre, il avance qu'aucun Anatomiste n'a jamais démontré que la cavité du Ventricule droit fût tout-à-fait remplie ; il croit qu'elle ne peut se remplir, à cause de la foiblesse & de la délicatesse des parties qui forment ce Ventricule, dont les Parois sont trop minces & trop foibles, pour soutenir, sans se rompre, l'effort du Sang qui l'obligeroit à se gonfler beaucoup en se remplissant.

Quel est l'Anatomiste qui a démontré que le Ventricule droit ne se remplit pas entierement, & que la ca-

(a) *Pag. XXXV.* Dextrum Cordis Ventriculum in vivente animali sanguine ex toto impleri, atquè ita quidem ut magnopere distendatur, Anatomicorum nemo profecto demonstravit. Nequaquam verò sic repleri ut extorsum fortiter urgeatur probare videtur, primùm parietum, quibus is veluti circumvallatur, mollis structura vehementi sanguinis nisui citra rupturam sustinendo fore impar.

vité du Ventricule gauche est toûjours remplie? Car si tous les deux ne se remplissoient pas entierement, la proportion pourroit être toûjours là même, & la difficulté subsisteroit en son entier.

A l'égard de l'Objection tirée de la foiblesse des fibres qui forment le Ventricule droit, elle ne conclut rien; il est vrai que ces fibres sont moins fortes que celles du Ventricule gauche; mais leur délitatesse n'est point un obstacle à sa plénitude. Elle exige au contraire, qu'il soit tendu, non violemment & à l'excès (comme le prétend M. Michelotti) mais jusqu'à certain degré, pour pouvoir acquerir le ressort qui lui est necessaire. De plus, ce Ventricule peut être tout-à-fait plein, sans être excessivement gonflé: quand même il le seroit considerablement, ne peut-il pas se dilater beaucoup sans qu'il se fasse de déchirement, comme le suppose M. Michelotti?

Entre plusieurs exemples, je me contenterai d'en rapporter deux tirez du *Sepulcretum Boneti.*

Le célèbre Marchetti, ayant ouvert le Corps d'un Homme qui étoit mort d'une longue difficulté de respirer, lui trouva le Ventricule droit tellement dilaté, qu'il eût pû y renfermer un autre Cœur d'un Volume ordinaire.

Th. Bartholin témoigne avoir vû dans le Corps d'un Homme mort subitement les Poulmons flétris & desséchez & le Cœur aussi gros que celui d'un Bœuf, par l'excessive dilatation du Ventricule droit & de l'Oreillette droite.

S'il y avoit quelque déchirement à craindre pour le Ventricule droit, M. Michelotti devroit également l'apprehender (& avec plus de fondement) pour la pointe du Ventricule gauche qui est beaucoup plus mince & presque transparante. Il y seroit d'autant mieux fondé, que l'*illustre Morgagni* atteste dans ses *Adversaria*, avoir observé dans une Femme (après sa mort subite) un épanchement de Sang énorme, causé par la rupture de cette partie.

M. Michelotti n'apporte aucune raison qui puiſſe faire penſer que le Ventricule droit du Cœur ne ſe rempliſſe pas entierement: il y en a pluſieurs tirées de la ſtructure des Parties qui prouvent le contraire.

Qu'oppoſera-t-il à celle-cy qui doit paroître déciſive?

L'Oreillette droite du Cœur eſt certainement plus grande que le Ventricule droit, & contient par conſéquent une plus grande quantité de Sang; car la Veine pouvant lui en fournir plus qu'elle n'en pourroit contenir, elle doit toûjours être remplie. Lorſqu'elle ſe contracte & qu'elle pouſſe le Sang dans ce Ventricule, il eſt dans le relâchement, il doit donc obéïr & ceder facilement au mouvement du Sang qu'elle lui envoye. Or comme elle peut en pouſſer une plus grande quantité qu'il n'en peut recevoir; il s'enſuit qu'il doit en entrer dans ce Ventricule autant qu'il en peut contenir; & que par conſéquent il doit être entierement rempli.

(*a*) Une autre Propoſition de M. Michelotti, eſt que le Ventricule gauche, quoique plus petit, peut recevoir tout le Sang qui ſort du Ventricule droit. Voicy la maniere dont il prétend le démontrer.

Le Ventricule gauche, dit-il, a une très grande élaſticité, & peut par conſéquent ſe contracter & ſe dilater conſiderablement. Cette puiſſance naturelle de ſe dilater s'accroit par l'impetuoſité du Sang qui coule du Tronc des Veines Pulmonaires & de l'Oreillette gauche du Cœur. Il n'eſt donc pas ſurprenant qu'il renferme la même quantité de liqueur que le Ventricule droit.

Tous ces faits ne ſont aucunement fondez, & je crois être en droit de les nier.

Le Ventricule gauche peut moins ſe dilater que le

(a) **Pag. XXXVI.** Vi elaſticæ valentiſſimæ ſiniſtri cordis ventriculi, quæ peractionis, & retractionis legem illius contractili quam fortiſſimæ eſt contraria, & æqualis, ea adjungitur, quæ prævenit à momento preſſionis ſanguinis ex ſinu venoſo ſiniſtro, lævaquè cordis auricula velociùs jacti, inquè ſiniſtri ventriculi internos parietes ad eos prolatandos validè nitentis: ergo ejuſmodi vi ſuperveniente ſiniſter cordis ventriculus naturali relaxatione dilatatus vivo homine, ita poterit prolatari, ut tanto, quantum dexter continet ventriculus, ſanguini capiendo par reddatur.

droit, parce que ses fibres étant beaucoup plus fortes, cédent moins facilement à l'éffort du Sang que celles du Ventricule droit qui sont plus foibles.

Le cours du Sang n'est pas plus impetueux, lorsqu'il sort des Veines Pulmonaires pour entrer dans l'Oreillette & dans le Ventricule gauche, que quand il passe des Veines Caves dans l'Oreillette & le Ventricule droit; bien loin delà, étant fouëté & vivement poussé par le mouvement de tous les Muscles du Corps dans les Veines Caves, il doit y couler avec plus de rapidité.

C'est un fait prouvé par la dissection des Cadavres dont le Cœur se trouve fort gros & fort gonflé; on observe que le Ventricule droit est presque toujours le seul qui soit dilaté & extrêmement tendu, tandis que le Ventricule gauche reste dans son état ordinaire.

Enfin, si le Ventricule gauche étoit continuellement dilaté par le Sang, au point de pouvoir recevoir tout celui que lui envoye le Ventricule droit, sans qu'il eût été auparavant condensé; il devroit conserver cette étenduë & une capacité égale à celle du Ventricule droit; ainsi il n'est pas vrai-semblable que le Ventricule gauche puisse recevoir tout le Sang que lui envoye le Ventricule droit, à moins que ce Sang n'ait souffert quelque changement.

(*a*) L'Oreillette droite, poursuit M. Michelotti, est d'une plus grande capacité que le Ventricule droit. Cependant le Sang n'est pas plus condensé dans l'une de ses cavitez que dans l'autre. Le Ventricule droit ne peut

---

(*a*) *Pag. XXXVII.* Sed illud quoquè te, ingeniosissime vir, probè perspecturum confido, per Helvetianam de sanguinis in venis Pulmonum condensatione hypothesim nequaquam explicari, posse qui totus sanguis ex dextra cordis profluens auricula dextro & cordis sinu defluens verò exsacculo pulmonari, & sinistra cordis auricula lævo cordis ventriculo concipi possit? Namque dextra cordis auricula ab Helvetio amplior ponitur capacitate dextri cordis ventriculi & sanguis ipsiusmet dextri ventriculi ex illâ ipsâ Helvetianâ Hypothesi sanguine dextræ auriculæ haud est densior: sinistræ autem auriculæ, & memorati sacculi membranosi simul sumptorum cavea sinu sinistri cordis ventriculi per Helvetii experimenta est capacior, nihilo tamen secius cruor illa cavea conclusus secundum ipsius Helvetii sententiam cruore sinistri Ventriculi densior existit.

donc

donc contenir tout le Sang que lui envoye l'Oreillette droite.

Il y a plus, la cavité de l'Oreillette gauche & celle du sac des Veines Pulmonaires (étant prises ensemble) font d'une plus grande capacité que le Ventricule gauche : cependant c'est dans ce Ventricule que le Sang commence à se raréfier ; par conséquent il ne peut renfermer tout le Sang qui sort de l'Oreillette gauche & du sac des Veines Pulmonaires.

Voyons si ces Argumens de M. Michelotti sont aussi solides qu'ils sont spécieux.

Les Ventricules n'ont pas assez de capacité pour recevoir tout le Sang contenu dans les Oreillettes : J'en conviens ; mais la cavité des Oreillettes du Cœur ne peut être comparée avec celles des Ventricules.

J'en vais rapporter la différence. Un Ventricule est une cavité déterminée & fermée, de laquelle le Sang ne peut s'échapper que par une seule ouverture, qui est la cavité de l'Artere qui s'y abouche. La cavité des Oreillettes au contraire a non seulement une issuë du côté des Ventricules ; mais elle est outre cela toujours ouverte du côté des Veines.

Tous les Anatomistes sçavent que les Oreillettes ont une si grande communication avec les Veines, dont elles reçoivent le Sang, qu'on pourroit les regarder comme une cavité continuée en forme de sac, & ajoûtée aux mêmes Veines ; d'où il est aisé de concevoir, que tout le Sang contenu dans chaque Oreillette, & sur tout dans la droite, étant libre pendant leur contraction de refluer en partie du côté des Veines, n'est nullement obligé à passer en entier dans le Ventricule, avec lequel chaque Oreillette communique. Cette Méchanique connuë résout les difficultez de M. Michelotti, & fait concevoir que tout le Sang contenu dans une Oreillette, n'est pas forcé de tomber dans la cavité du Ventricule qui répond à cette Oreillette ; au lieu qu'il est certain, que tout le Sang renfermé dans le Ventricule droit doit entrer & être contenu dans le Ventricule gauche.

Passons a la troisie'me Classe des Objections de M. Michelotti, c'est-à-dire, à ce qui regarde la condensation du Sang dans le Poulmon.

Il y auroit lieu de croire (& je l'ai déja fait remarquer) que le Sang est plus raréfié dans les Veines que dans les Arteres.

M. Michelotti attaque ce sentiment par différentes Objections, dont je rapporterai ici les plus fortes.

(*a*) La condensation, dit-il, n'est autre chose qu'un resserrement & une liaison plus intime des parties; de sorte que la même quantité de matieres peut quelquefois occuper un moindre espace. Cette condensation (ajoûte M. Michelotti) se doit faire dans les Veines, parce que les Globules du Sang n'étant plus agitez & écartez, ni par le ressort des parties, ni par l'élasticité de l'Air, ainsi que dans les Arteres, sont déterminez par leur propre poids à se rapprocher & à s'unir les uns aux autres.

Je m'abstiendrai d'entrer dans un examen scrupuleux de ce que pense en general M. Michelotti sur la condensation.

Quelques réflexions sur son Objection suffiront pour le plan que je me suis fait.

(a) *Pag. XXXVIII.* Ego me hercle, si per densationem Sanguinis eam partium ipsum compingentium compressionem velit intelligi, quâ determinata sanguinis moles certum occupans spatium ad minorem redigitur magnitudinem, quemadmodum aëri, nivi & pulveribus compressione in densitatem coëuntibus contingit ex data raretudine & rarescendi ratione partium Sanguinis in ductibus arterioris, Sanguinem in tubos venosos discurrentem arterioso sanguine rariorem existere rectè posse concludi, continuò negabo. Dilatantibus enim se arteriis aëriæ particulæ multo uberiori quam in Venis copiâ humoris Sanguinei massulis intermissæ, vi, quâ pollent elasticâ, sese à pressione quâ antea tenebantur liberare conando, ipsas Sanguinis massulas exagitant, commovendoquè disjungunt. Arteriis verò se contrahentibus eædem Sanguinis massulæ vix compressibiles prorsum retrorsumquè urgentur, premuntur, separantur, inquè continuas venas compelluntur, quò simul atquè pervenerunt, alternæ contractionis & dilatationis canalium Venosorum defectu, aëris inopia, motusquè, quo in arteriis premebantur retardatione, viribus consentientibus se mutuò petunt, propiusquè ad se mutuò accedunt.

Les Globules cherchent à se rapprocher ; ce fait est certain, mais il n'est pas moins constant qu'ils s'unissent plus difficilement que les Parties fibreuses du Sang, ainsi ce seroit elles qui devroient premierement se réunir.

Je ne pense pas que les Parties fibreuses ou Globuleuses du Sang puissent se rapprocher dans les Veines : Diverses raisons s'y opposent.

Les parties du Sang, en passant dans les Arteres & dans tous les Vaisseaux du Corps, n'ont pû manquer d'être extrémement séparées, brisées & divisées par le ressort & la contraction de ces parties solides ; mais ce qui contribuë davantage à faire raréfier le Sang, & à en écarter toutes les parties, est le mouvement intestin dont joüit ce fluide, & que j'ai appellé Fermentation.

Or il est évident que ce mouvement intestin peut être d'autant plus considerable dans les Veines.

1°. Qu'il y a plus de parties fermentatives développées par le broyement qu'a souffert le Sang en traversant toutes les parties du Corps.

2°. Que le Sang y coule avec moins de rapidité : car l'Expérience nous apprend, que deux liqueurs mêlées ensemble fermentent moins vivement, ou se raréfient moins dans le moment qu'on les agite, ou qu'on les verse d'un Vaisseau dans un autre, que lorsqu'on les laisse reposer.

D'ailleurs on sçait que la capacité des Veines en général, est plus grande que celle des Arteres ; que leurs Parois sont moins fortes & doivent moins resister à l'expansion & à la raréfaction du Sang, que celles des Arteres.

On peut conclure de toutes ces Réflexions, que la fermentation & la raréfaction du Sang doivent être plus considerables dans les Veines, que dans les Arteres, où le mouvement de progression est beaucoup plus rapide.

Pour tâcher de prouver que le Sang ne peut être plus raréfié dans les Veines que dans les Arteres, M. Michelotti prétend, qu'en supposant une Veine plus petite une fois que l'Artere à laquelle elle répond (telle que la grande Artere, par rapport à la Veine cave) il s'en ſuivroit, ſelon moy, que le Sang de la grande Artere ſeroit une fois plus condenſé, que celui de la Veine Cave.

(*a*) Ce n'eſt point là du tout mon ſentiment ; je penſe, à la verité, que le Sang eſt plus raréfié dans les Veines que dans les Arteres ; mais je n'ai jamais imaginé que cette raréfaction dùt être en proportion avec la cavité des Veines, à meſure que cette cavité ſeroit plus grande que celle des Arteres.

M. Michelotti tire, de la Propoſition qu'il m'attribuë liberalement, une infinité de conſéquences qu'il eſt inutile de détailler. J'ai eû apparemment le malheur de m'énoncer d'une maniere obſcure, puiſqu'un auſſi habile Homme n'a pû m'entendre ; je vais tâcher de rendre mon ſentiment plus intelligible.

Je penſe que l'Air qui entre dans le Poulmon, étant plus froid ou moins chaud que le Sang, doit neceſſairement le condenſer : je crois encore que cette condenſation ſe fait principalement dans les Veines Pulmonaires, où cette liqueur change de couleur.

Ce Sang ainſi condenſé tombe dans le Ventricule gauche du Cœur, d'où il coule dans les Arteres : il parcourt enſuite les différens Viſceres du Corps, & paſſe par tous les muſcles dont le mouvement diviſe, développe, écarte toute les parties du Sang, dégage ſes principes fermentatifs, & rend ſon mouvement inteſtin plus vif.

Ce mouvement plus conſiderable augmente le dévelopement des parties graſſes, huileuſes, ou ſulphureuſes du Sang, & cauſe une raréfaction plus grande dans cette liqueur. Mais je n'ai pas déterminé le dégré de cette ra

(a) **Pag. XLVII**. Jam verò proportio amplitudinis venæ cavæ ad amplitudinem Aortæ quàm proximè ea eſt, quam habent duo ad unam ; ergo ſanguis , arteriâ magnâ contentus, ſecundùm Helvetii ſententiam, ſanguine venâ cavâ concluſo duplò denſior exiſtit &c.

réfaction, & je n'ai jamais dit qu'elle dût être égale au plus grand diametre des Veines, comparé à celui des Arteres. J'ai au contraire fait remarquer dans mon Mémoire, que la capacité & la multitude des Veines étoient superieures à celles des Arteres, non-seulement parce que le Sang y étoit plus raréfié, mais principalement parce qu'il y couloit plus lentement. Enfin j'ay avancé que le Sang pouvoit se raréfier plus aisément dans les Veines que dans les Arteres, par les raisons suivantes.

Leur cavité est plus spacieuse; leurs Parois sont plus foibles & peuvent moins s'opposer à la raréfaction du Sang; la circulation de cette liqueur, c'est-à-dire, son mouvement de progression est moins rapide.

Voilà mes Propositions toutes simples. M. Michelotti ne paroît pas les avoir attaquées; je suis prêt neanmoins de les abandonner, dès qu'il m'en aura fait connoître le faux.

Après toutes ces Objections, M. Michelotti rapporte une Expérience, par laquelle il prétend démontrer que le Sang veineux n'est pas plus raréfié que le Sang arteriel.

(*a*) *Qu'on prenne, dit-il, deux Vaisseaux de même volume, de même capacité, d'égale pesanteur.*

Qu'on les remplisse à hauteur égale, l'un de Sang arteriel, & l'autre de Sang veineux, tiré du même Animal, on trouvera que le poids du Sang arteriel sera moindre que celui du Sang veineux, mais ce ne sera, à la verité, que de fort peu. Or, continuë-t-il, si le Sang veineux étoit plus raréfié, il devroit moins peser : Cependant l'Expérience nous apprend que son poids est alors égal, & même un

(a) *Pag. XLII.* Ad ratiocinia, quibus sanguinem existentem in arteriis sanguine in Venis extante densiorem non esse probavi, accedunt experimenta. Sanguinem enim ex aorta canis, de quo suprà mentionem feci, detractum aliquantò minoris esse ponderis quàm cruor ex ejusdem canis vena cava æquali omnino mensurà emissus justâ bilance comperi &c. Si quidem densitates corporum æquali volumine præditorum, eorum ponderibus proportione respondent, Sanguinem Arteriarum Venarum sanguine haud esse confectiosem, extrà omne dubium poni, & quis non intelligit ?

peu plus grand, par conséquent il est plus condensé que le Sang arteriel.

Cette Experience n'est pas une objection fort considérable, & je suis surpris que M. Michelotti ne s'en soit point apperçu. Comment ne s'est-il point souvenu d'avoir lû dans mon Mémoire, que le Sang veineux devenoit Sang arteriel, lorsque ses parties étoient pénétrées & touchées immédiatement par l'Air ? Ne pense-t-il pas, avec tous les Physiciens, que l'Air change en un instant, dans les Veines Pulmonaires, le Sang veineux en Sang arteriel, quoi qu'il ne le touche pas immédiatement ? Or quand il a tiré du Sang veineux, qu'il l'a laissé tomber & qu'il l'a même exposé dans un Vaisseau, l'Air le touchoit immédiatement, & a eu beaucoup plus de temps pour agir, pénétrer ses parties & les condenser, qu'il n'en a dans le moment d'une inspiration ; ainsi il n'est pas surprenant qu'il soit aussi condensé & aussi pesant que le Sang arteriel, dont les parties ne peuvent être rapprochées & condensées que jusqu'à un certain dégré. Le Sang veineux peut même peser davantage, supposé que, coulant lentement, il ait été plus condensé par l'Air, que ne l'a pû être le Sang arteriel qui sort avec rapidité. On ne peut donc pas en inférer avec raison que leur raréfaction soit égale dans les Vaisseaux sanguins.

Sur la fin de mon Mémoire, j'avois observé que le Sang arteriel, quoique plus condensé que le Sang veineux, pouvoit néanmoins être plus fluide. J'en ai donné pour Exemple, le chocolat & l'eau de savon, à quoi l'on peut ajoûter le lait, le blanc d'œuf, la salive, &c. Ces liqueurs sont plus fluides dans leur état naturel, que lorsqu'on les fait mousser : & c'est une différence qui se distingue au premier coup d'œil. Avant que de devenir mousseuses, elles coulent aisément, & ne peuvent être retenuës sur une surface plane ; mais dès qu'elles sont en mousse, elles acquierent un dégré de consistence qui permet de leur faire prendre différentes formes & de les élever.

Il doit donc demeurer pour conſtant, que les liqueurs peuvent devenir plus fluides, lors même qu'elles ſont moins raréfiées.

Aucune de ces preuves n'a mérité, ni l'attention, ni les attaques de M. Michelotti. Il s'abſtient d'y toucher & croit me faire une objection ſur cette matiere en s'expliquant en ces termes.

(a) *La fluidité de toutes ſortes de liqueurs conſiſte*, dit-il, dans l'extrême diviſion de leurs parties & dans la facilité qu'elles ont à ceder aux Corps étrangers. «

Or les parties de l'eau de ſavon, du chocolat, ne deviennent pas plus fluides, parce qu'elles ſont plus condenſées; mais elles ont été renduës plus fluides, parce que leurs parties groſſieres & tenaces ont été diviſées par le broyement en des parties plus fines, plus légeres & plus mobiles. De même la fluidité du Sang arteriel, ne vient pas de ſa condenſation, mais du broyement, de l'atténuation & de la diviſion de ſes Globules en de très-petites parties, quoi qu'il fermente moins vivement & qu'il ſoit moins agité dans les Veines que dans les Arteres. «

Cette Objection pourroit fournir un ample diſcuſſion, mais comme elle ſeroit étrangere au ſujet, je ne m'y arrêterai point. Je tâcherai ſeulement de développer mon ſentiment d'une maniere plus claire : car il faut que je ne me ſois pas bien expliqué, puiſque M. Michelotti

Pag. XLI. Patère ex fluidorum definitione &c. quæ de liquorum craſſitie & ſubtilitate ego annotavi : non ſolùm cujuſquè modi generis humores ſimplices, ſed & illius modi fluida ex aqua, aliiſquè ſubſtantiis permiſtis compoſita ſemper, cæteris paribus, eò eſſe fluidiora quò ipſorum partes minùs inter ſe cohærent ſeu quò facilius viribus quibuſcumque illatis cedunt. Quamobrem aqua ſaponis, & liquor modò commemoratus (ſi majorem reverà poſtquam conquaſſata ſunt obtinent fluiditatem quàm cum actu exagitabantur non ideo liquidiora exiſtunt quòd majorem quieſcentia habeant denſitatem, ſed propterea ſaponacæ & aromaticæ maſſulæ non nihil craſſæ, atque tenaces calore, longa, ac vehementi conquaſſatione in minores, læviores mobilioreſquè particulas diviſæ fuerunt. Ob id, non autem propter majorem denſitatem, ſanguis fluidior eſt in arteriis quam in venis, in quibus tantùm abeſt ut ebulliat fermenteſcat, atque rareſcat, ut in ipſis potius aliquantulum deſcreveat ſpiſſeſcatquè.

me fait avancer des Propofitions que je n'ai jamais eu
deffein d'établir.

Je n'ai jamais prétendu que la fluidité des liqueurs dé-
pendit de leur condenfation. J'ai feulement remarqué
dans mon Mémoire (ainfi que je viens de le faire quelques lignes plus haut) qu'il arrivoit quelquefois à certaines liqueurs de devenir plus fluides, quoi qu'elles fuffent moins raréfiées ; j'ai prouvé ce fentiment par des
faits & des Exemples. C'eft à M. Michelotti à les combattre, & à faire voir qu'ils ne font pas certains ou exacts ;
je vais en donner la Caufe Phyfique, qui me paroît fort
différente de celle qu'il a donnée à la page XXXVIII.
Ego me hercle , &c.

Pour éclaircir cette Queftion avec plus de précifion,
il faut convenir d'abord,

Que la fluidité des liqueurs dépend de la facilité avec
laquelle chaque partie qui les compofe peut fe mouvoir
féparément l'une de l'autre.

Que la Raréfaction des liqueurs eft caufée par l'écar-
tement & le développement des parties de la liqueur ;
de forte que la même quantité occupe pour lors plus
d'efpace.

Examinons à préfent les liqueurs qui peuvent plus
aifément être mouffées, ou fe raréfier.

Le Sang, le Lait, l'eau de Savon, le Chocolat & les
autres liqueurs capables d'être confidérablement mouffées, doivent être regardées comme des fluides compofez
principalement de parties huileufes & de parties aqueufes. L'eau & l'huile font des Corps hétérogènes, dont
les parties ne peuvent s'unir intimement ; elles font continuellement effort les unes contre les autres, & tendent
à s'écarter & à s'éloigner ; c'eft un fait conftant.

Les parties huileufes & aqueufes ne pouvant jamais
s'unir, elles reftent, dans les fluides où elles paroiffent
le plus exactement mêlées, féparées en Globules imper-
ceptibles, qu'on peut comparer à ceux que nous apper-
cevons diftinctement, lorfque nous verfons de l'huile

dans

dans de l'eau, dans du vinaigre, ou dans quelque liqueur aqueuse. Toutes les parties qui composent ces liqueurs, étant fort peu liées les unes avec les autres, peuvent céder à la moindre impression de l'Air, se mouvoir séparément, & former par conséquent un tout extrêmement fluide.

Lorsque les parties qui le composent viennent à être agitées, soit par quelque mouvement de fermentation, qui s'éleve dans l'interieur de la liqueur, soit par le feu ou par quelque Corps étranger, les Globules huileux se développent, & les parties branchuës ou filamenteuses dont ils sont formez, s'étendent, se rencontrent, s'unissent & s'accrochent, pour ainsi dire, les unes aux autres : elles composent un tout qu'on peut comparer à de la laine cardée, & qui forme une espece de lacis spongieux, ou reseau cellulaire qui arrête les parties aqueuses, & les empêche de couler avec leur facilité & leur liberté ordinaire.

La mousse que nous voyons tous les jours sur le Chocolat, &c. peut nous donner une idée de cette espece de lacis ou reseau cellulaire.

Il est aisé de concevoir, 1º. Que ces parties huileuses ainsi étenduës & accrochées, doivent occuper beaucoup plus d'espace.

2º. Qu'elles ne peuvent plus se mouvoir avec tant de facilité séparément les unes des autres, & qu'elles empêchent que les parties aqueuses ne coulent librement : ainsi la liqueur sera pour lors & plus raréfiée & moins fluide.

Lorsque la force ou le mouvement qui avoit développé les parties huileuses, diminuë considérablement, ou vient à cesser, celles qui sont unies ou accrochées sont forcées de se séparer ; plusieurs causes les y obligent.

Le propre ressort de ces parties branchuës ou filamenteuses, qui sont extrêmement étenduës, les détermine à se replier sur elles-mêmes & à se séparer les unes des autres.

L'Air qui agit incessamment sur elles, contribuë encore à les désunir.　　　　G

Les parties aqueuses n'étant plus violemment agitées se rassemblent, elles font effort contre les parties filamenteuses qui sont encore fort étenduës : elles les pressent de tous côtez & elles les contraignent de se resserrer, & de rentrer dans leur premier état.

Pour lors ces parties n'occupent plus tant de place : elles ne sont plus étenduës ni accrochées : elles sont séparées. Elles peuvent se mouvoir séparément & n'empêchent plus que les parties aqueuses ne coulent librement. Toutes les parties de la liqueur peuvent donc se mouvoir facilement & séparément les unes des autres ; ainsi le total sera moins raréfié & plus fluide.

C'est ainsi que le Sang peut être moins raréfié & acquerir plus de fluidité : le battement des Arteres, le mouvement des solides, broyent, agitent toutes ses parties & les développent. Le mouvement qui se passe dans le sein de cette liqueur, développe & déploye les parties branchuës ou filamenteuses des huiles ; elles se rencontrent, s'accrochent & forment une liqueur plus raréfiée & moins fluide qu'elle ne l'étoit auparavant.

Mais lorsque l'Air entrant dans le Poulmon a diminué par sa fraîcheur, ce mouvement intestin qui développoit les parties huileuses, & leur donnoit la facilité de s'unir & de s'accrocher les unes aux autres : Pour lors elles peuvent se défunir, se séparer, se replier sur elles-mêmes, & former des Globules qui composent un tout moins raréfié, mais beaucoup plus fluide. La Chymie nous fait voir tous les jours, que des liqueurs qui avoient été raréfiées par la chaleur, deviennent plus fluides lorsqu'elles sont condensées par le froid de l'eau, ou d'un Air froid qui les entoure.

Nous pouvons rendre cette Méchanique encore plus sensible, par un Exemple très-commun. Remplissez un Vaisseau, dont l'ouverture soit fort large (par exemple un Tonneau) d'une certaine quantité de laine, partagée en une infinité de petits pelotons ; ils sortiront & s'écouleront comme une espece de fluide si vous inclinez ou renversez le Tonneau.

Mais si vous faites carder ces pelotons ensemble, &
que vous en fassiez un tout dont vous remplissiez le même Tonneau, vous connoîtrez,

1°. Que la même quantité de laïne occupe beaucoup
plus de place qu'elle n'en occupoit avant que d'être cardée, & pour ainsi dire raréfiée.

2°. Que la laine restera toûjours dans le Tonneau,
quoique vous le remuïez & le renversiez, & que rien
ne s'échapera; parce que toutes les parties étant liées
& accrochées les unes avec les autres, aucune ne peut
s'échapper séparément.

Il en est de même du Sang, du Lait, de l'eau de Savon, du Chocolat & des autres liqueurs capables d'être
mousslées. La chaleur du feu, celle de quelque fermentation, ou un certain mouvement convenable & appro-
prié, cardent, pour ainsi dire, les Globules huileux &
les parties branchuës dont ils sont composez.

Ces parties développées s'unissent & s'accrochent : elles
forment un tout, dont aucune partie ne peut se mouvoir séparément les unes des autres. L'union & l'entre-
lassement de ces parties empêchent encore (comme je l'ai
déja dit) que les autres parties de la liqueur qui ne sont
pas unies ou accrochées ne puissent se mouvoir avec
leur facilité ordinaire; ainsi ces liqueurs peuvent être
en même tems & plus raréfiées & moins fluides; mais
lorsque la fermentation ou la chaleur est diminuée, les
parties branchuës ou filamenteuses se désunissent, elles
se replient. Toutes les parties qui composent la liqueur,
peuvent se mouvoir séparément par la moindre impression; ainsi sa fluidité augmente, à mesure que sa raréfaction diminuë.

Nous en sommes enfin à la quatriéme partie de cette
Réponse, c'est-à-dire, à la derniere Classe des Objections de M. Michelotti, qui roulent sur la maniere
dont le changement de couleur se fait dans le Sang exposé à l'Air.

La superficie d'un caillot de Sang reçû dans un Vaisseau profond, paroît d'un rouge vif : au lieu que ses

couches inferieures sont d'un rouge foncé.

Mais si l'on retourne ce caillot de maniere que les couches inferieures deviennent les superieures ; on les verra, quelque tems après, devenir d'un rouge vif & brillant, sans que les premieres perdent la couleur rouge qu'elles avoient acquise. Changement que j'ai rapporté à l'impression de l'Air sur les parties du Sang qu'il touche immédiatement.

(*a*) Prévenu d'un sentiment contraire, M. Michelotti cherche ailleurs la cause de ce changement de couleur. Il le fait dépendre du poids des Globules du Sang, dont la pésanteur les oblige de se précipiter au fond du vase ; de sorte qu'il n'en reste qu'une petite quantité à la superficie ; ce qui suffit pour la teindre d'une couleur rouge, vive & brillante.

A quoi je réponds, que si cette prétenduë précipitation des Globules avoit lieu, il faudroit necessairement que les couches inferieures du Sang acquissent un rouge plus brillant. En effet, ne font-ce pas ces mêmes Globules, dont un petit nombre (de l'aveu de M. Michelotti) communique une couleur vive & brillante à toute la superficie. Les couches inférieures devroient donc acquerir une couleur d'autant plus vive, que ces Globules s'y trouveroient en plus grande quantité ; puisque ce font eux qui donnent cette couleur. C'est ce qui a obligé Pitcarne à supposer, que les Globules du Sang, étoient plus légers & plus élastiques que les autres parties du Sang, qu'ils s'élevoient dans les Veines Pulmonaires à la superficie de cette liqueur, & qu'ils lui donnoient une couleur plus vive.

(*b*) Pour expliquer la seconde partie de l'Expérience.

(a) *Pag. XVIII.* Ideo verò ejuscemodi summa coagulati sanguinis superficies aëri patens plerumquè rubet, intereadum reliqua supposita strata, & molliora aliquando sunt, & coloris rubri obscurioris : quia majori globulorum coccineorum, fibrâ sanguinis graviorum, parte deorsum fundum vasis versùs tendente, ille solummodo rubearum sphærularum peculiari modo invicem aptatarum numerus summis fibrarum sanguinearum areolis irretitur, qui requiritur ad lucis pupureos radios repellendos.

(b) *Pag. XX.* Etenim concreto sanguine ita universo ut ejus pars infima tres circiter horæ quadrantes aëri exponatur, istiusmodi ima pars

rapportée, c'eſt-à-dire, le changement de couleur qui ſurvient dans les dernieres couches d'un caillot de Sang, lorſqu'on le retourne & qu'on les expoſe à l'Air. Voici ce qu'imagine M. Michelotti.

Pour lors, dit-il, la plùpart des Globules changent « de place & retombent dans les couches inférieures qu'ils « pénetrent, tandis que le petit nombre de ces Globules « qui occupent la ſuperficie, lui fait prendre un rouge » plus vif & plus éclatant. «

Cette hypotheſe porte malheureuſement à faux. Ce n'eſt point de la précipitation des Globules que peut provenir le changement qui arrive dans les différentes couches; l'Expérience que j'ai rapportée a été faite ſur un caillot de Sang figé; ainſi les Globules ne pouvoient s'y mouvoir & changer de place.

La ſuperficie d'un caillot, devenu d'un rouge vermeil, après avoir été expoſé à l'Air, garde la même couleur, lors même qu'il eſt retourné. Or dans le ſyſtème de M. Michelotti, les Globules ſe précipitant en grande quantité vers les couches inférieures, elles devroient acquerir une couleur différente & devenir d'un rouge noir : ce qui n'arrive point; par conſéquent ils ne s'y précipitent nullement.

(*a*) Voyons ſi l'Expérience connuë que M. Michelotti rapporte à ſon tour, ſera plus certaine & plus concluante.

Lorſqu'on agite (m'objecte t-il) du Sang veineux dans

---

antea fuſca colorem rubeum fulgentem acquirit, proptereà quòd globuli ſanguinis antea ſubſidentes, & acervatim ſuper impoſiti, primum aëris actione non nihil coagitantur, indè majorem partem impellente gravitate rurſùs deorſùm ruunt : quapropter paucioribus globulis in inverſa craſſaminis ſanguinei fibrata parte reſtantibus, villoſiſquè ſanguinis fibris ſe mutuò apprehendentibus, illa ipſa inverſa ſuperficies & rubeſcit & ſolidiorem compagem adipiſcitur.

(a) *Pag. XXIV.* Ut enim venoſi ſanguinis in vaſis vitreis aliquando pene nigreſcentis fortiſſima quaſſatione, ut is purpureſcat efficitur, ſic per ſanguinis in arteriis exagitationem à qua magna ex parte ejus etiam pendet fluiditas, plano-ovalis formæ corpuſculæ & ex iis compacti globuli ad eas magnitudinis deuntates ad eas inter ſe diſtantias perducuntur, eo numero congregantur, hoc eſt ita diſponuntur, ut radios luminis coccineos, eos ſcilicet, qui ita comparati ſunt (utor doctrinà & verbis noſtri ſæculi Philoſophorum facilè Principis Iſ. Newtoni) ut ſenſum coccinei coloris in nobis excitent, copioſùs quàm cœteros reflectant.

un vaisseau de verre, ce Sang devient rouge, de noir qu'il étoit auparavant; donc les parties du Sang veineux ne sont pas aussi agitées, que celles du Sang arteriel.

Le changement qui arrive pour lors au Sang veineux est certain, mais la cause est bien différente: il n'est point produit ce changement par la simple agitation ou le broyement que souffre le Sang, mais par l'impression de l'Air qui peut pénétrer toutes ses parties. La preuve de ce fait n'est point difficile à trouver.

Tirez du Sang veineux par une petite ouverture, & recevez-le sur une assiette platte, ensorte que l'Air puisse s'insinuer dans toutes ses parties, vous le verrez briller par tout d'un rouge vif: cependant il n'a été ni agité ni broyé, mais il a été tiré de maniere que l'Air a pû agir sur toutes ses parties & les pénétrer. Cette Expérience suffit pour faire connoître que cette couleur ne dépend pas du broyement & de l'atténuation du Sang, mais de l'action de l'Air sur ses parties, comme je l'ai expliqué dans mon Mémoire.

(*a*) Pour avoir lieu de nier la condensation du Sang (telle que je l'avois établie) M. Michelotti prétend qu'à la verité l'Air peut le condenser hors de ses Vaisseaux, mais il nie qu'il puisse le raffraîchir, tandis qu'il y est » renfermé: au contraire, dit-il, l'Air qui descend par » les bronches, & par la trachée artere dans les Poul- » mons, s'échauffe, & se rarefie dans leurs cellules par l'a- » gitation continuelle & la grande chaleur de ce Viscere.

Je conviens que l'Air s'échauffe & se raréfie dans les cellules du Poulmon; mais il n'est échauffé que par la chaleur même du Sang renfermé dans les Vaisseaux de

---

(a) *Pag. XXVII.* Verum tametsi frigidi aëris vi cruor extra suos canales congelaretur, indè tamen haud sequeretur, cum ex ultimis arteriæ pulmonalis ramusculis in venæ pulmonaris radiculas transeuntem aërem in cellulas pulmonum irruente condensari, quemadmodum idem perhibet Helvetius. Namque aër per asperam arteriam ac bronchia descendens faventibus effluviis in eorum cavum ubertim confluentibus calescit protinus verò ac cellulas subiit pulmonares congitatione, & ingenti calore pulmonum rarescit, majoremquè se se prolatandi nanciscitur vim: quare omni orbatus frigore pulmonis venis constipandis, cruorisquè iis contenti particulis cogendis maximè impar existit.

ce Viscere. Il faut donc convenir que l'Air en entrant dans le Poulmon, étoit beaucoup moins chaud que le Sang renfermé dans ses Vaisseaux : & c'en est assez pour donner lieu de conclure que l'Air doit y raffraîchir & condenser le Sang.

Telles sont les Objections les plus essentielles de M. Mchelotti, il m'en a fait encore quelques autres, mais elles sont de très peu d'importance & bien moins considerables que celles ausquelles je viens de répondre; ainsi il seroit ennuyeux d'entrer dans cette discussion inutile ; il ne me reste plus qu'à me justifier sur un fait purement personnel.

Je croyois avoir découvert le premier, que les Arteres Pulmonaires sont en plus grand nombre, & ont une capacité beaucoup plus grande que les Veines Pulmonaires. Cependant M. Michelotti, semble me soupçonner d'avoir emprunté cette Notion de M. Drake. Il remarque, *que cet excellent Anatomiste a fait graver des Planches, qui ont été mises au jour long-tems avant que j'aye publié moy-même cette Observation, & qu'on y voit aussi que les Arteres Pulmonaires sont en plus grand nombre, & ont plus de capacité que les Veines Pulmonaires.*

Ces Tables se trouvent dans l'Anatomie de cet Auteur qui est écrite en Anglois. Je ne l'avois jamais vûë, & M. Michelotti lui-même ne l'a pas lûë, ou on ne lui a pas bien traduit l'explication de ces Tables. L'on en verra la preuve. Cependant je ne serois pas disculpé, & je ne pourrois me glorifier de cette découverte, si M. Drake l'avoit faite le premier.

J'ai donc examiné depuis cet Ouvrage, & j'ai vû effectivement que dans ces Tables, on a gravé les Arteres Pulmonaires en plus grand nombre & avec plus de capacité que les Veines.

Mais il n'y a pas lieu de présumer que M. Drake ait ja-

(a) *Pag. XXXI.* Rami Arteriæ Pulmonaris , clariss. referente Helvetio (quod etiam liquet ex figuris æneis ad arteriam venamquè pulmonis attinentibus, quas cum orbe litterato accuratus Anatomicus, Anglus Jac. Drake multo antequam Helvetianæ hac eadem de re ederentur observationes communicavit) venæ pulmonaris ramis numero , & capacitate sunt majores.

mais penſé à cette différence. S'il l'avoit découverte, il
en auroit parlé dans l'explication de ſes Tables: cependant
il n'en a pas fait la moindre mention (à ce que m'ont aſ-
ſûré des perſonnes qui entendent l'Anglois.) Il n'a pas
même marqué, ſi les Arteres & les Veines ont été deſſinées d'après un même cadavre. Obſervation qui étoit neceſſaire pour que les Anatomiſtes qui examineroient ces
Planches, en puſſent tirer quelque nouvelle connoiſſan-
ce : car ſi les Arteres ont été deſſinées d'après un ſujet plus
grand, & les Veines d'après un ſujet de moindre ſtature ;
les Tables doivent repréſenter les Arteres en plus grand
nombre & avec plus de capacité que les Veines, ſans que
cette différence ſoit une Obſervation nouvelle.

Suppoſons que ces Arteres & ces Veines Pulmonaires
ayent été deſſinées d'après un même ſujet : il s'enſuit que
le Deſſinateur a peint la Nature telle qu'elle s'offroit à lui
dans les Arteres & dans les Veines qu'on lui avoit prépa-
rées, ſans que M. Drakc ait découvert ni obſervé la différence qui eſt entre le nombre & la capacité des Arteres
& des Veines Pulmonaires: bien plus, de tous les Anatomiſtes qui ont écrit depuis, il n'y en a pas un à qui ces figures ayent donné lieu de réfléchir ſur cette Obſervation
prétenduë ; parce qu'ils ont été ſans doute perſuadez que
ces Tables avoient été gravées d'après des Sujets de différente grandeur, & peut être de différens âges.

Je ſerois donc en droit de me compter le premier qui ait
découvert l'inégalité qui ſe trouve entre le nombre & la
capacité des Arteres & celle des Veines Pulmonaires.
M. Michelotti veut-il donner à un Deſſinateur la gloire
de cette découverte Anatomique ? Eſt-ce à lui & non à
moi qu'il veut qu'on en ſoit redevable? Il ne peut au moins
l'attribuer à aucun Anatomiſte, ni à M. Drackc lui-même,
puiſqu'il n'a point parlé (dans l'explication qu'il a donnée
de ces Tables) d'une découverte auſſi utile & auſſi impor-
tante.

DE

DE STRUCTURA
GLANDULÆ
EPISTOLA

JOANNIS-CLAUDII-ADRIANI HELVETIUS,
Reginæ Galliarum Archiatri, Regi Christianif-
fimo à Confiliis,ejufque Medici perpetuò-ordinarii,
Doctoris Medici Parifienfis, Regiæ Scientiarum
Academiæ Socii, Regiorumque Nofocomiorum
Caftrenfium Præfecti generalis.

Ad Clariffimum Virum,

JACOBUM-BENIGNUM WINSLOW,
Doctorem Medicum Parifienfem, Anatomes, Chi-
rurgiæ, & Scholarum Profefforem, Regiæ Scientia-
rum Academiæ Socium, ac Linguarum Germanicæ,
Belgicæ, Danicæ & Suecicæ Regium Interpretem.

DE
STRUCTURA GLANDULÆ.
EPISTOLA

JOANNIS CLAUDII ADRIANI HELVETIUS,
Reginæ Galliarum Archiatri, Regi Christianissimo
à Consiliis, ejusque Medici perpetuo-ordinarii, Doctoris Medici Parisiensis, Regiæ Scientiarum Academiæ Socii, Regiorumque Nosocomiorum Castrensium
Præfecti generalis.

Ad Clarissimum virum

JACOBUM BENIGNUM WINSLOW,
Doctorem Medicum Parisiensem, Anatomes & Chirurgiæ
Professorem, Regiæ Scientiarum Academiæ Socium, ac
Linguarum Germanicæ, Belgicæ, Danicæ & Suecicæ Re-
gium Interpretem.

SI QUA est in me facultas, si qua cognitio mirabilis
illius texturæ quâ Corporis Humani partes connec-
tuntur, totam hanc ego tibi, V. Cl. memor & gratus
acceptam refero; à quo mihi non levitèr adumbratam,
sed prorsùs enodatam fuisse fateor. In quo cùm mihi non
doctrinæ tantùm, sed & studii in me tui significationes
dederis, pro meo jure jam ab homine & amicissimo
& in hisce rebus perspicacissimo flagitare videor, ut
quid de *Glandularum structura* sentiat, aperire mihi non
gravetur.

NEC ME FUGIT, quid de glandulis excogitaverint
plerique Anatomicorum, inter quos, ut omnium longè
præstantissimi, sunt MALPIGHIUS & RUYSCHIUS, ità plurimùm inter se discrepantes.

H

Hujus aut illius opinionem cæteri pro ut animo collibitum eſt, amplectuntur & propugnant. Utram autem ad partem ſeſe conferat, anceps hæret animus. Te judicem appello, & utri tutiùs adhæream, velim oſtendas.

Ipſorum ſententiam dilucidè enucleatam reperiemus in opuſculo de *fabricâ Glandularum* edito Lugd. Bat. 1712. quod D. D. Boerhaavii & Ruyschii Epiſtolas eâ de re ſcriptas continet.

Op. pag. 3. & 4.

A Malpighio Glandularum ſimpliciſſima definitur *ea quidem corporis humani pars, quæ propriæ membranæ ſimplici apparatu involucrum format cavum, intra quod ſingularis humor ſecretus, contentus, fotus, mutatus, per emiſſarium deniquè excretus, ſpectatur.*

30.

Ex hac definitione patet, ab eo *arteriarum ſanguiſerarum fines inter & emiſſaria, loculos, ſeu membranoſas veſiculas agnoſci.*

Ruyschius verò veſiculas ità diſpoſitas uſpiàm reperiri negat, glandulamquè è ſimplici vaſorum contextu & complexu formari contendit.

Stat à Malpighio propugnator acer Hermannus Boerhaavius. Is in erudita ad *Ruyſchium* Epiſtola, congerit plurima quibus corroboret ac fulciat Malpighii opinionem. Veſiculas exiſtere ex iis noſci poſſe ſtatuit, quæ in corporibus, vel ſanitate fruentibus, vel morbo laborantibus, ſæpiùs obſervantur.

Plurimæ quidem exteriores ſani corporis partes ſi premantur, ab iis proſilire cernuntur humoris guttulæ mole craſſiori quàm ut eas in arcto vaſculo ſecretorio contineri ſit veriſimile: inde perſpicuum (ut is egregiè) haſce guttulas, quæ preſſu eliciuntur, nequaquàm in vaſe excretorio collectas fuiſſe, ſed in alia quadam cavitate, eaquè omninò diverſa, quam veſiculam eſſe profitetur.

Opinioni ſuæ autumat plurimùm favere tumores. Hi vel ſpiſſo, vel fluido humore turgeſcunt, quem è vaſorum extremis manantem accepêre. Ubinam autem recondi potuiſſet humor iſte niſi in membranoſæ veſiculæ cavitate? Tumores ergo veſicularum exiſtentiam comprobant.

TERTIUM mutuatur BOERHAAVIUS argumentum ab ipfa *jecoris fabrica.* Hoc enim in vifcere fparfos ubiquè *acinulos* aut *hexaedro*, aut *fubfphæricos* animadvertere licet, verfus quos tendunt vafa venæ portarum fanguinem deferentia. Ibidem exftant radices venarum, per quas ad venam cavam fanguis recurrit. Conftat præterea ex omnibus his acinis oriri poros biliarios, vera hepatis emiffaria. Quæ cùm expofuit vir doctiffimus, contendit è veficulis feu folliculis, *acinulos* feu *glandulas* conflari.

Quinimò plurimis innixus, quas à diverfis autoribus haufit, obfervationibus, addit hofcè acinulos genuinas effe cavitates membranofas, veficulas fecernendæ bili addictas. Cui quidem fententiæ non levitèr fuffragatur D. LITTRE dùm in Regiæ Scientiarum Academiæ Hiftoriâ teftatur quafdam fe in jecore humano (cæterùm benè fe habente) glandulas infpexiffe, unius circiter lineæ craffitudine porrectas, quæ præ fua exilitate inveftigantium oculos hactenus effugerant.

Nec fatis *Boerhaavio* fuit tot undique rationes collegiffe, quibus fufceptam MALPIGHII opinionem deffenderet; quin & ea quæ à RUYSCHIO tela conjiciuntur acritèr, acriùs ipfe retorquere nititur.

QUÆDAM IN HEPATIS canalibus (ceraceâ materie feliciter injecta) *Ruyfchius* obfervaverat, eaque fe cuilibet monftraturum effe profitebatur: vafa fcilicet tum fanguinea, tùm biliofa tenaciùs fibi invicem cohærere, quàm ut facilè disjungi queant: *horum extrema* in cirros five penicillos definere: cæteroquin nullum fibi vel diligentiffimè indaganti folliculum ufquàm vifum fuiffe.

Quâ quidem obfervatione ne commoveri quidèm nedum everti *Malpighii* fententiam contendit *Boerhaavius.* Etenim fi *materies*, inquit, in veficulam ufque irrepat, tunc vafa quibus circumdatur eâdem materie repleta ita contexuntur & confunduntur ut tenuiffimas illas quibus texitur membranas diftinguere nequaquam liceat.

H ij

Si verò ceræ fubeunti pervia non fit veficula, vafa circumferpentia intumefcunt, eamque arctè adeò comprimunt, ut ipfius cavitatem omninò deleant.

Occurrens argumentanti *Ruyfchius*: hâc, inquit, peractâ in jecur injectione, hepar in aquam projectum fi diù conquaffatur & maceratur, hujus omnes disjunguntur membranæ, vaforumquè extrema, *penicillorum* inftar explicata, nullam prorfus veficularum fpeciem exhibent.

Quid autem ab iftâ hepatis conquaffatione macerationequè (reponit *Boerhaavius*) in *Malpighianam influit fententiam?* Quandoquidem quidquid hoc in vifcere liquefactâ cerâ non fuerit imbutum, aquâ tunc diffolvitur; membrana veficulam contexens à vafis diffilit, ipforumquè vaforum duntaxat extrema remanent, quæ ceraceo infarta liquore in tenuiffima abeunt ftamina.

36. Urget denuo Ruyfchius adverfarium. *Injecta materies* (ait) *in venam portarum intrat in porum hepaticum, hujufquè ramulos; rectum igitur iter inter hæc vafa, abfquè medio folliculo impedituro viam.*

36. Ad quæ *Boerhaavius :* Fateor hoc tanti momenti *videri mihi ut ferè nefciam an effugere quis poffit vim hujus argumenti. Itaque perfpiciendum modò erit, an verè ità fit : id autem nondum demonftraffe videris, ut fimus certi, &c.*

36. Rem igitur *difceptaturus agnofcit quidem, fe coram, injectam à Ruyfchio* in meferaicas arterias ceraceam materiem, in cava cùm inteftini tùm ventriculi ftillatim penetraviffe. At in hifce partibus, aliifquè quam plurimis, vaforum apparatum, ab eo quem jecoris patefacit ftructura, diverfum effe animadvertit.

Nec diffitetur plerumquè arteriarum extrema, vel ortos inde canales reperiri ità affabrè difpofitos, ut per ipfos, fine interpofita glandulofa machina, percolentur & fegregentur fluida tenuiffima, Verùm annotat, in ipfifmet partibus aliam prætereà reperiri canalium *arterioforum ultimorum diftributionem circa folliculos glandulofos*
37. *ibidem digeftorum : per hos fecerni fuccum, qui in cryptas illas deponitur, &c.*

SIC PONDERATIS utrinquè tùm *Ruyfchianis*, tum *Malpighianis* argumentis, tandem ad *Malpighium* accedit ultrò *Boerhaavius*; ipfoquè præeunte *glandulas è veficulis* conftare cenfet.

HÆC SUNT, Vir Clariffime, præcipua rationum momenta quibus *Malpighianam* de glandulis opinionem promovere ac defendere ftudet *Boerhaavius*.

JAM *Ruyfchium* contra differentem audiamus. *Glandulam*, inquit, *definio, ex mea opinione dicendam, corpus folidum in coctione conftans, conflatum ex aggregato vaforum, undique cinctum membranâ, cujus vafa differunt, pro differentia humorum quos efficere debent.* 76.

Diverfos igitur humores (idipfum enim ex hac definitione fequitur) in vafis, id eft in finibus arteriarum formari ac perfici exiftimat. Quod & fupra luculentiùs hifce verbis explicaverat, ubi legere licet. *Puto quod omnes acini, folliculi, glandulæ, &c. quæ faciunt humores diverfos, etiam habeant, ad illud opus ibi faciendum, vafa diverfa reptationis & contexturæ.* 57.

Arteriarum extremis nomen arteriolarum fabricantium imponi jubet, ab ipfifquè arteriis humores non modò adduci vel infundi, fed præparari, & perfici ftatuit. 62.

Folliculos feu membranas cavas, quibus adjuncta funt emiffaria, pro glandulis nequaquam habendas effe putat, propftereà quòd ad formationem aut fegregationem fluidorum nihil quicquam conferant: hafque membranas (quas multis in partibus inveniri fatetur) tanquam pro *receptaculis*, aut *excipulis*, aut *cifternis* habet.

Cryptam, folliculum, utriculum, cellulam & glandulam (quæ vocabula tanquam fynonyma *Boerhaavius* ufurpaverat) multùm inter fe differre *Ruyfchius* arguit, ideò maximè quòd unâ eâdemquè membranâ non obducantur; cryptarumquè ftatim & acinorum ftructuram hifce definitionibus declarat.

CRYPTA *eft flaccidum in coctione inconftans corpufculum, vafis conftans, non cinctum membranâ ab omni parte, fed fuprà patulum, inftar foveæ.* 76.

H iij

76.   *Acini ſunt rotunda corpuſcula non cincta membranâ (quan-*
tum poſſum huc uſquè videre) quæ vaſcula, inter excarnan-
dum, ſolvuntur in formam ſubtiliſſimorum penicillorum.

51. & 52.   *Cavas* quidem *membranas* pluribus in locis deprehendi
concedit ; eas tamen (quales deſcripſit & delineavit Boerhaavius) uſquam apparere omninò negat.

52.   ULLOS tales in facie, omniquè adeò corporis habitu
folliculos exſtare inficiatur ; plurimaſquè numerat partes, ubi nequaquam oſtendi queunt.

76.   PRÆCIPUUM RUYSCHIUS argumentum ab Anatomicis
exercitationibus eruit, cavoſquè *folliculos emiſſariis inſ-*
tructos appenſos ultimis arteriis, ſeu vaſis ſanguiferis, nec
à ſe detectos, nec hucuſquè ab alio quolibet demonſtra-
tos eſſe affirmat.

3. & 4.   Quo jure igitur à *Malphighio* aſſertum, *eam partem*
quæ propriæ membranæ ſimplici apparatu, format cavum,
glandularum eſſe ſimpliciſſimam, quâ ſingularis humor ſecre-
tus, contentus, fotus, mutatus, per emiſſarium deniquè ex-
cretus ſpectatur. ?

QUÆ autem à BOERHAAVIO allata ſunt, ut exiſtere
veſiculas fidem faciat, ea ille illudit facilè, & convellit.

HUMOREM verò preſſis partibus externis ideò exilire
è cadaveribus exiſtimat, quòd maceratione, quaſſatio-
nequè earum partium compages mutata & inverſa fuerit.

Tumoribus autem *haud naturalibus*, nequaquam in men-
branis cavis, ſeu glandulis, ſed potius in Cryptis aut in
cellulis membranarum, ſedem aſſignat : eoſquè ſimpli-
ciſſimæ glandulæ aut fabricam aut exiſtentiam demonſ-
trare negat. *Similes enim*, inquit, *tumores* in nervo op-
tico, in glandulâ pineali plurimiſquè membranis tenuiſ-
ſimis reperiuntur ; nec ullos tamèn in ipſis folliculos
ſeu membranas cavas animadvertere licet.

59.   *Omnia* illa faciei ſcabioſa, ſubleproſaquè *ulcuſcula*,
nihil quidquam aliud, niſi quædam à vaſorum integu-
mentis ipſi videntur eſſe degenerationes.

Jàm verò id adverſario tribuit ut hepatis acini facilè
conſpiciantur, ſed ſic ut ii nec folliculi cùm emiſſariis

connexi dici poſſint, nec glandulæ, quas nulli inter Ana-
tomicos ſpectare hactenùs datum eſt.

Ab extremitatibus ultimis *vaſculorum ſanguiferorum* ,
unitis in formam ſphæricæ rotunditatis *iidem formantur
acini :* nequè ullâ ſingulari membranulâ circumambiun-
tur : injectione quippè & maceratione deprehenditur
omnes *jecoris acinos pulpoſas eſſe venæ-portarum extremi-
tates.*

Quæ verò ex *inſolito,* 'aut *morboſo hepatis ſtatu* petuntur
argumenta, leviora ſunt (ex *Ruyſchii* ſententiâ) quàm
ut acinos verè cavos eſſe folliculos emiſſariis inſtructos
jure quiſpiam concludat : nec eſt ipſius judicio, quod
iis moveantur Anatomici quæ à Cl. *Littre* & *Boerhaavio* dicuntur eſſe obſervata, ea enim, tantum abeſt ut
patrocinii plurimùm afferant, funditùs corruent ſi quis
ità invehatur.

Acini illi ex cavis membranulis cum emiſſariis ſi conſ-   70.
tarent, *tùm hepar, inter coquendum, totum contraheretur,
atquè redigeretur ad parvam molem , &c. Jam verò poſt coc-
tionem, totam ferè ſuam priorem magnitudinem retinet :* ergò
non conſtat ex hiſce membranulis cavis.

Ex totâ hac diſceptatione, omnibuſquè ſuis experi-
mentis *vir celeberrimus ſuam & Malphigii* ſententiam in
hoc inter ſe *pugnare* concludit.

Primò, *Ille putat,* inquit, *humores delabi in glandulas*   77.
dictas ſimpliciſſimas, ibi foveri, mutari.

Ego puto quòd arteriæ ultimæ ſuccos faciant, & factos
ibi deponant, & quòd vaſcula horum diverſa ſint à vaſis veræ glandulæ.

Secundò, *Puto quòd hæ partes non debeant appellari glandulæ, quia nec ſimilitudo cum nomine , nec cum vera glan-
dula adeſt, &c.*

Tertiò, *Tumores præternaturales Malpighius indè oriri
putat. Id non credo, &c.*

Quartò, *Malpighius tenet tubercula illa cutanea, quæ
ſub corpore reticulari hærent,* & quæ extra cutem eminent,
pro glandulis. *Ego luculentèr demonſtro eſſe papillas nervoſas
tactui ſervientes.*

Pag. 50.
& 73.

NON TAMEN ex ea palæſtra priùs decedit RUYSCHIUS, quàm artem injectoriam, eamque ceraceam, à ſe tàm præclarè adornatam, ab invidorum cavillationibus ſtrenuè defenderit.

Nunquam (ait) *ità vaſa dilatat,* ut veſicularum cavitas aut comprimi aut deleri poſſit. In vaſa materies ſic adigitur, ut illa collapſa ad priſtinum modum, id eſt vivum redeant ſtatum.

Mira quidem eſt, vir amantiſſime, Ruyſchii in præparandis Cadaveribus ſolertia, ea mihi ſummam movit admirationem, nec mediocrem attulit voluptatem. Cum enim ego eſſem Amſtælodami, apud eximium hunc Anatomicum quem inviſeram, viſcerum partes ab eo præparatas oculis perluſtravi, quarum vel tenuiſſima vaſa, miro artificio repleta, eaſdem viventis hominis partes æmulari omninò videbantur.

HÆC EST cùm MALPIGHII & BOERHAAVII, tùm RUYSCHII *de glandulis doctrina.* Quid de his ipſe ſentiam, Amice perpetuò colende, aperire tibi nunc aggrediar, eâ mente ut vacillantem me confirmes; vel, ſi tibi videar aberrare, in rectum reducas tramitem : neutra enim horum ſententia omni ex parte arridet mihi.

GLANDULÆ nomine intelligendum eſſe ego cenſeo *organum illud* (qualecunque ſit) *cujus ope à ſeſe invicem ſegregantur humores, & ſecernuntur.*

Hoc è vaſis diverſi generis conflari exiſtimo, adeòque *doctrinam Ruyſchii,* nonnullo tamen diſcrimine adhibito, amplector. *Arteriarum enim ſanguiferarum in extremis humores tùm præparari tùm perfici decernit ; hoſquè,* prout illæ variè contexuntur & in partibus repunt, *diverſos generari.* Contrà verò, *in omnibus vaſis, ſoloquè* (quò ſanguis gaudet) *inteſtino motu quem fermentationis nomine inſignire licet, eoſdem humores elaborari abſolviquè* cenſeo ; quod trito illo vulgari argumento ſequenti evincitur.

Ligatâ utrâque emulgente arteriâ, canis colluviem ſeroſam urinæ odore infectam evomit : tunc verò ſanguinem ad extrema uſquè arteriarum renalium nondum
appuliſſe

appuliſſe manifeſtum eſt. Ergò quæ tunc à cane urinoſæ partes evomuntur, non in extremitatibus arteriarum renalium, ſed in omnibus aliis vaſis ſanguiferis formatæ fuêre.

In vaſe ſecretorio ſegregantur & ſecernuntur humores jam generati; hancquè ſecretionem, ſucci congeneris, eodem in vaſe à primordio latentis ope perfici nunc ferè apud omnes conſtat.

Ego verò Malpighio, Ruyſchio, & aliis, qui vaſa ſecretoria à ſanguiferis arteriis ortum proximè ducere putant, vix adduci poſſum ut aſſentiar.

His enim in arteriis, ſanguinis partes inteſtino fermentationis motu agitatæ plus nimio perturbantur & confunduntur, majorique impetu in oſcula vaſorum ſecretoriorum irruunt, quàm ut ſinceras fieri ſinant ſecretiones. Quod mihi comprobaturo, ad pervulgatum illud, adductumquè toties experimentum recurrere liceat.

Si pannus oleo jam imbutus in vas olei viniquè plenum immergatur, hunc oleoſæ partes, nequaquam verò vinoſæ tranſmeabunt. Sed vaſe igni impoſito, ſi liquor uterque agitetur & efferveſcat, tunc vini partes, protruſis priùs è panni infecti poris, oleoſis partibus, per ipſos tranſigere promiſcuè & effluere cernentur.

Hujus autem rei ea cauſa afferri debet quòd, ubi quæ manat è poris partium liquoris cujuſdam materia ſubtilis poros partium liquoris heterogenei eodem ordine diſpoſitos aut pervios non invenit, in ſoliditatem partium obviarum impingens, eas continuò dimovet & repellit. At verò motus, quo materia ſubtilis liquoris heterogenei partes concutit, multò debilior eſt motu partium igne aut calore efferveſcentium; proindequè iſto liquorum motu frangitur materiæ ſubtilis impetus, ipſoquè retuſo, miſcentur heterogenei liquores: vini partes (diſcuſſis nonnullis quæ pannum imbuerunt particulis oleoſis) plurimos ab ipſis occupatos invadunt poros, adimplent & permeant.

Nunc, quid ex hoc experimento ad ſanguinem per

I

arterias venaſquè diffluentem deduci poſſit , excutien-
dum nobis eſt.

Duplicem fanè motum habet fanguis , alterum à concurſu & impetu particularum in ſe invicem irruen-
tium , alterum à contractione arteriarum aliarumquè
partium ; qui duplex motus multò quidem vehementior
eſt eo , quo ætherea materies liquorum heterogeneorum
partes repellit. Violento huic impetui materia ſubtilis-
impar , heterogeneos retrudere ac repellere liquores haud
poterit , nec impedire quominùs permixti ſimùl & con-
fuſi obvia quæque ſecretoria vaſa ſubeant , & in aper-
tos quoſquè meatus irruant , paſſimquè & ſinè diſcrimine per ipſos tranſmeent.

Jam verò , cùm ex opinione noſtra , vaſa ſecretoriæ
ortum ducant ab arteriis lymphaticis , quæ ſunt veluti
vaſorum ſanguiferorum rami , nullum eorum quæ ſuprà
recenſita ſunt occurit incommodum. Si quidem qui con-
tinentur arteriis lymphaticis (quæ plurimæ vaſa omnia
glanduloſa circumtexunt) liquores mitiori concurſu in
ſe invicem irrunt debiliori contractione propelluntur &
leniori defluunt progreſſu , tum facile valet heterogeneas
excutere & ſegregare materia ſubtilis ; dum homogeneæ
propria permeant ſecretoria. Tranquilliores igitur ſince-
riorefquè ſecretiones (ad naturæ mentem & normam)
abſolvi quicquam vetare poteſt.

His de Cauſis , in Ruyſchii ſententiam , è multipli-
cium vaſorum contextu , coagmentatione què glandulas confici arbitrantis , ſponte quidem (ut ſuprà dixi)
deſcendo ; non itidem docentis , membranâ ſemper hæc
vaſa involvi , quod prorsùs me fugit. Huic verò aſſerenti
nullas eſſe glandulas veſiculis , ſeu cavis membranis ſti-
patas , & in quarum cavitatem è vaſis ſecretoriis humor
ſegregatus effundatur , plaudere mihi nequaquam licet ;
cùm adverſetur experientia , & longè aliter evenire conſ-
tet biliariæ veſiculæ exemplo , cujus in cavo magna ſæpiùs bilis copia , imò & lapilli nonnunquam reperiuntur. Huc ab hepatis veſiculis ſeu glandulis rectà imme-

diatèque illa bilis non dilabitur: à quibus enim indè vaſis advehi & effundi potuiſſet? Quandoquidem nulla alia,
ſuper externam hujus membranæ faciem, niſi ſanguifera
lymphaticaque vaſa obrepere deprehenduntur.

Tu verò hujus veſiculæ cavum. V. Cl. intùs lanugine
quâdam papillari indutum eſſe deprehendiſti. His autem
è papillis, quæ tenuiſſimæ ſunt & fiſtuloſæ, bilis particulas in veſiculæ cavum, roris inſtar, ſtillare nemo infi-
ciabitur. Cur igitur & in aliis partibus, præcipuèquè
in hepatis acinis, eundem natura mechaniſmum non
exerceret?

Ipſe enim obſervaſti V. Cl. acinos hepatis veſiculas
angulatas eſſe, vel potiùs cellulas polyëdras, villoſo intùs
refertas pulpamine, radiorum fiſtuloſorum inſtar, à pa-
rietibus cujuſque cellulæ ad ejuſdem meditullium obſcu-
rè cavum, protenſo.

Illuſtri hoc ſcrutinio varia hepatum malè affectorum
phænomena egregiè explicantur: inter quæ primas te-
nent angulatæ ac polyëdræ concretiones lapillis ſimiles,
in ipſâ hepatis ſubſtentiâ (exulceratâ priùs & excavatâ)
repertæ. Hos namque lapillos im membranaceis cavita-
tibus concreviſſe, & incarceratos remanſiſſe liquet. Ubi-
nàm ergò cavarum harumce membranarum ſedem bilia-
riorumquè lapillorum latibulum requiras, niſi in eis,
quibus bilis ipſa elaboratur, organis, id eſt in hepatis acinis, quos proindè extare neceſſe eſt?

E ſolo ſanguiferorum lymphaticorum, ſecretoriorum,
excretoriorumquè vaſorum contextu (prout jam annotavi) plurima ſecretionis organa conflari patet. Abſit tamèn, ut è vaſis ſecretoriis in veſiculæ cavum, ſegrega-
tum humorem quandoquè manare diffitear; ibiquè, tanquam in receptaculo latere & coacervari, undè poſteà
(pro naturæ nutu) ad functiones obeundas uberiùs
effluat. Diverſarum enim harumce glandularum nobis
exempla ſubminiſtrat Anatome.

Bilis poſtquam in cavâ membranâ (id eſt felleâ veſicu-
lâ) quò per extrema ſecretoriorum vaſorum allapſa eſt,

aliquamdiù congefta delituit, tandem per vas excretorium
in inteftini duodeni cavitatem decidit.

Et faliva & pancreaticus fuccus è fecretorio vafe in
excretorium (nullâ prorsùs interjectâ cava membranâ)
ftatim defluunt, hic in Inteftini, illa verò in oris cavitatem.

Qui autem in cute fecernitur humor, is continuò nec
ullâ veficulæ folliculique ope indigens, è vafe fecretorio trans ipfius cutis fuperficiem, foras eliminatur.

Extant igitur, & admittendæ funt plurimæ diverfi generis glandulæ, quarum nonnullæ veficulis, aliæ fecretorio tantum vafe, aliæ verò fecretorio fimul & excretorio funt inftructæ.

Reponet fortaffe aliquis folum hoc Glandulæ nomine
nuncupandum effe vas fecretorium, ut potè fecernendis
humoribus apprimè dicatum.

Quod quidem, fi rem ad vivum refeces, nequaquàm
oppugnare licet. Verùm quandoquidem innumeris an-
fractibus vas fecretorium itâ fanguiferis & lymphaticis
eft intertextum, ut diverfa hæc vafa unum quid efficiant,
in quo fecretionis opus inchoatur, promovetur, & abfol-
vitur; illudne immeritò glandulæ nomine defignatur?

Hæc illis, qui de verbis magis quàm derebus ipfis fol-
liciti funt & anxii agitanda ita relinquamus, ut ad ma-
jora, & graviora quædam oratione converfâ, jam quis
fit ordo, quæ ratio fecretionum peragendarum paucis
aperiamus.

Sanguinem, lympham, cæterofque omnes adeò liquores ad quamlibet corporis partem advehunt arteriæ fan-
guiferæ, è quibus tunc lympha, liquorefquè alii, à fan-
guineis globulis fejuncti in lymphaticas defluunt arterias, quas præ majori mole coccinei globuli haud valent
fubire.

Cùm verò neceffe fit ut hians orificium, quod in illa-
rum cavitate obvium fefe offert, cuncti liquores lam-
bant, & ofculentur, tùm fubeunt & ingrediuntur ho-
mogenei, repelluntur autem heterogenei & præterla-
buntur.

Secretoriorum vaforum orificio fecretus humor, vel per extrema horum vaforum forâs amandatur, vel in excretorium vas manat diverfis advehendus partibus ad functiones obeundas: vel in membranâ cavâ, id eft veficulâ, velut in receptaculo reconditur, ftatis temporibus eliminandus aut coacervandus, ut (pro naturæ normâ) poffit eâ diffluere copiâ, quæ abfolvendis operibus requiritur.

Hæc mea eft, Vir Doctiffime, de glandulis fententia, quam pro tuâ fummâ eruditione, perpetuâquè in me amicitiâ, fedulò te perpenfurum, atque adeo (fi ita videbitur) emendaturum effe confido. Nec me unum, hoc officio, fed & omnes Anatomes ftudiofos tibi devinxeris. Quidquid enim de glandularum fabricâ percunctantem me edocueris, id publici juris facere mihi animus eft.

F I N.

Extrait des Regiſtres de l'Académie Royale des Sciences,
du 6. Septembre. 1727.

Mʀ Winſlow & de Mairan, qui avoient été nommez pour examiner la *Réponſe de M. Helvetius à M. Michelotti*, en ayant fait leur rapport ; la Compagnie a jugé cet Ouvrage digne d'être imprimé. En foi de quoi j'ai ſigné le preſent Certificat. A Paris, ce 8. Mai 1728. FONTENELLE, Secret. Perp. de l'Ac. Royale des Sciences.

Extrait des Regiſtres des l'Academie ʼRoyale des Sciences,
du 17. *Decembre* 1727.

Mʀs Reneaume & Maloët, qui avoient été nommez pour examiner un *Traité de M. Helvetius en forme de Lettre ſur la Structure des Glandes*, en ayant fait leur rapport ; la Compagnie a jugé cet Ouvrage digne de l'impreſſion. Fait à Paris, ce 29. Mai 1728. FONTENELLE, Sec. Perp. de l'Ac. Roy. des Sc.

PRIVILEGE DU ROY.

LOUIS, par la grace de Dieu, Roy de France & de Navarre: A nos amez & feaux Conſeillers, les Gens tenans nos Cours de Parlement, Maîtres des Requêtes ordinaires de notre Hôtel, Grand Conſeil, Prevôt de Paris, Baillifs, Sénéchaux, leurs Lieutenans Civils, & autres nos Juſticiers qu'il appartiendra : Salut. *Notre amé & féal le ſieur Jean-Paul Bignon, Conſeiller ordinaire en notre Conſeil d'Etat, & Préſident de notre Academie Royale des Sciences,* Nous ayant fait très-humblement expoſer, que depuis qu'il Nous a plû donner à notredite Academie, par un Reglement nouveau, de nouvelles marques de notre affection, Elle s'eſt appliquée avec plus de ſoin à cultiver les Sciences qui ſont l'objet de ſes exercices; enforte qu'outre les Ouvrages qu'Elle a déja donnez au Public; Elle ſeroit en état d'en produire encore d'autres, s'il Nous plaiſoit lui accorder de nouvelles Lettres de Privilege, attendu que celles que Nous lui avons accordées, en datte du 6. Avril 1699. n'ayant point de tems limité, ont été déclarées nulles par un Arrêt de notre Conſeil d'Etat du 13. Août 1713. Et déſirant donner au ſieur Expoſant toutes les facilitez & les moyens qui

peuvent contribuer à rendre utiles au Public les travaux de notredite Académie Royale des Sciences ; Nous avons permis & per-
mettons par ces Prefentes à ladite Academie, de faire imprimer ,
vendre ou débiter dans tous les lieux de notre obéïffance , par tel
Imprimeur qu'Elle voudra choifir , en telle forme , marge , carac-
tere , & autant de fois que bon lui femblera : *Toutes fes Recherches
& Obfervations journalieres , & Relations annuelles de tout ce qui
aura été fait dans les Affemblées* ; comme auffi *les Ouvrages , Me-
moires ou Traitez de chacun des particuliers qui la compofent* , & ge-
neralement tout ce que ladite Academie voudra faire paroître fous
fon nom , après avoir fait examiner lefdits Ouvrages & jugé qu'ils
font dignes de l'impreffion : & ce pendant le tems de quinze années
confecutives, à comter du jour de la date defdites Prefentes. Faifons
défenfes à toutes fortes de perfonnes de quelque qualité & condition qu'elles foient , d'en introduire d'impreffion étrangere dans
aucun lieu de notre Royaume , comme auffi à tous Imprimeurs,
Libraires & autres, d'imprimer , faire imprimer , vendre , faire
vendre , débiter ni contrefaire aucuns defdits Ouvrages imprimez
par l'Imprimeur de ladite Academie , en tout ni en partie , par extrait ou autrement , fans le confenrement par écrit de ladite Academie ou de ceux qui auront droit d'eux , à peine contre chacun
des contrevenans de confifcation des Exemplaires contrefaits , au
profit de fondit Imprimeur , de trois mille livres d'amende , dont
un tiers à l'Hôtel-Dieu de Paris , un tiers audit Imprimeur , &
l'autre tiers au Dénonciateur , & de tous dépens , dommages &
interêts : à condition que ces Prefentes feront enregiftrées tout au
long fur le Regiftre de la Communauté des Imprimeurs & Libraires de Paris , & ce dans trois mois de la datte de ce jour : Que
l'impreffion de chacun defdits Ouvrages fera faite dans notre
Royaume & non ailleurs , & ce en bon papier & en beaux carac-
teres , conformément aux Reglemens de la Librairie : & qu'avant
que de les expofer , il en fera mis de chacun deux Exemplaires dans
notre Bibliotheque publique , un dans celle de notre Château du
Louvre , & un dans celle de notre très-cher & feal Chevalier ,
Chancelier de France le fieur d'Agueffeau , le tout à peine de
nullité des Prefentes. Du contenu defquelles vous mandons & en-
joignons de faire jouir ladite Academie ou fes ayans caufe , plei-
nement & paifiblement , fans fouffrir qu'il leur foit fait aucun
trouble ou empêchement. Voulons que la copie defdites Prefentes , qui fera imprimée au commencement ou à la fin defdits
Ouvrages , foit tenuë duëment fignifiée , & qu'aux copies colla-
tionnées par l'un de nos amez & Feaux Confeillers & Secretaires,
foi foit ajoûtée comme à l'original. Commandons au premier no-

tre Huiſſier ou Sergent, de faire pour l'execution d'icelles tous
actes requis & neceſſaires, ſans demander autre permiſſion, &
nonobſtant clameur de Haro, Charte Normande & Lettres à ce
contraires : CAR tel eſt notre plaiſir. DONNE' à Paris le 29. jour
du mois de Juin l'an de grace mil ſept cent dix-ſept, & de notre
Regne le douziéme. Par le Roi en ſon Conſeil, *Signé*,
FOUQUET.

Il eſt ordonné par l'Edit du Roi du mois d'Août 1686. & Ar-
rêts de ſon Conſeil, que les Livres dont l'impreſſion ſe permet
par Privilege de S. Majeſté, ne pourront être vendus que par un
Libraire & Imprimeur.

Regiſtré le preſent Privilege, enſemble la Ceſſion écrite ci-deſſus ſur
le Regiſtre IV. de la Communauté des Libraires & Imprimeurs de Pa-
ris, page 75. No. 205 conformément aux Reglemens, & notamment
à l'Arreſt du Conſeil du 13. Août 1703. à Paris le 3. Juillet 1717.
Signé, DE LAUNE, Syndic.

Nous ſouſſigné Preſident de l'Academie Royales Sciences, dé-
clarons avoir en tant que beſoin, cedé le preſent Privilege à ladite
Academie, pour par elle & les differens Academiciens qui la com-
poſent, en jouir pendant le tems & ſuivant les conditions y por-
tées. Fait à Paris le premier Juillet mil ſept cent dix-ſept. *Signé*,
J. P. BIGNON.

ERRATA.

PAge 4. *ligne* 31. des, *liſez* de.
Pag. 14. *lig.* 14. inteſtin, *liſez* interieur. *Lig.* 14. ſoutenir, *liſez* remplir,
Pag. 20. *lig.* 14. Traché, *liſez* Trachée.
Pag. 22. *lig.* 2. inſtant, *liſez* inſtans.
Pag. 36. *lig.* 17. trajet, *liſez* trajét.
Pag. 37. *lig.* 4. apres, *liſez* après. *Lig.* 33. magnopere, *liſez* magnoperè.
Pag. 40. *lig.* 31. explicari, poſſe, *liſez* explicari poſſe. *Lig.* 38. ſecius, *liſez* ſeciùs. *Lig.*
39. illa cavea, *liſez* illâ caveâ.
Pag 42. *lig.* 13. matieres, *liſez* matiere.
Pag. 46. *lig. dern.* permet, *liſez* permét.
Pag. 47. *lig. dern.* aliquantulum, *liſez* aliquantulùm.
Pag. 50. *lig* 33. rempliſſez, *liſez* prenez un Vaiſſeau dont l'ouverture ſoit fort large
& rempliſſez-le,
Pag. 52. *lig.* 19. effet, *liſez* effét.

www.ingramcontent.com/pod-product-compliance
Lightning Source LLC
Chambersburg PA
CBHW071233130726
47998CB00003B/935